2013年11月27日习近平同志在山东考察工作时亲切寄语“阳光大姐”：

家政服务大有可为，要坚持诚信为本，提高职业化水平，做到与人方便、自己方便。

据新华社济南2013年11月28日电

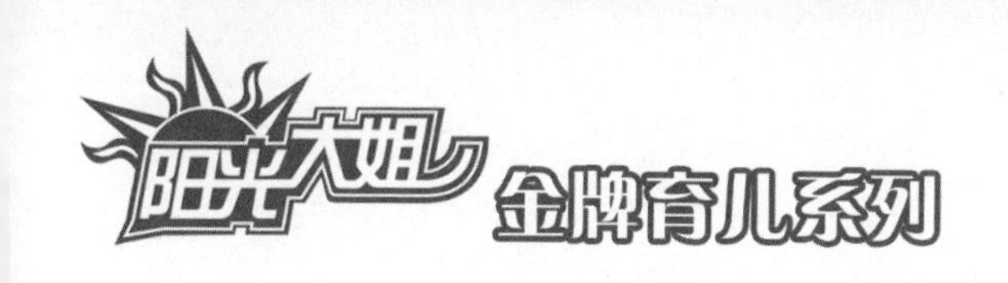

萌宝养成记

新生儿实战护理法

主　编：卓长立　　　时召萍 /口述
　　　　姚　建　　　王晓红 /执笔

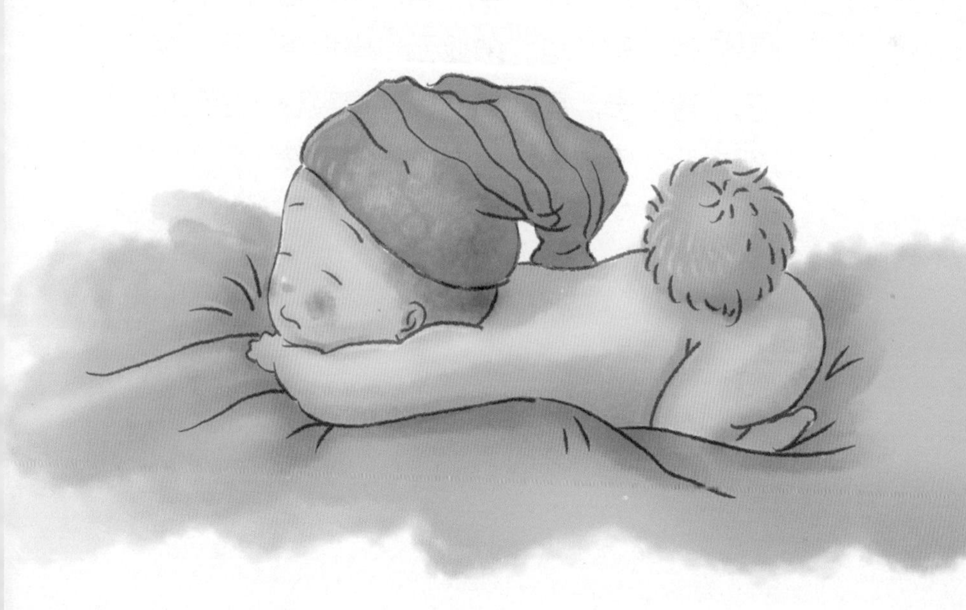

山东教育出版社

指导单位：中华全国妇女联合会发展部

山东省妇女联合会

支持单位：全国家政服务标准化技术委员会

济南市妇女联合会

主　　编：卓长立　姚　建

副 主 编：高玉芝　陈　平　王　莹

参加编写人员：

王　霞　刘桂香　李　燕　时召萍　周兰琴

聂　娇　亓向霞　李　华　刘东春　苏宝菊

马济萍　段　美　朱业云　申传惠　王　静

王　蓉　李　晶　高爱民　秦英秋　吕仁红

邹　卫　王桂玲　肖洪玲　王爱玲

总序

这是一套汇聚了济南“阳光大姐”创办十多年来数千位优秀金牌月嫂集体智慧的丛书；这是一套挖掘“阳光大姐”金牌月嫂亲身经历过的成千上万个真实案例、集可读性和理论性于一体的丛书；这是一套从实践中来、到实践中去，经得起时间检验的丛书；这是一套关心新手妈妈的情感、生理、心理等需求，既可以帮助她们缓解面对新生命时的紧张情绪，又能帮助她们解决实际问题的充满人文关怀的丛书。

《阳光大姐金牌育儿》丛书出版历经一年多的时间，从框架搭建到章节安排，从案例梳理到细节描绘，都是一遍遍核实，一点点修改……之所以这样用心，是因为我们知道，这套丛书肩负着习近平总书记对家政服务业“诚信”和“职业化”发展重要指示的嘱托。

时间回溯到2013年11月27日，正在山东考察工作的习近平总书记来到济南市农民工综合服务中心。在济南阳光大姐的招聘现场，面对一群笑容灿烂、热情有加的工作人员和求职者，总书记亲切地鼓励她们：家政服务大有可为，要坚持诚信为本，提高职业化水平，做到与人方便、自己方便。

习近平总书记的重要指示为家政服务业的发展指明了方向。总结“阳光大姐”创办以来“诚信”和“职业化”发展的实践经验，为全国家政服务业的发展提供借鉴，向广大读者传递正确的育儿理念和育儿知识，正是编撰这套丛书的缘起。

济南阳光大姐服务有限责任公司成立于2001年10月，最初由济南市妇联创办。2004年，为适应社会需求，实行了市场化运作。“阳光大姐”的工作既是一座桥梁，又是一条纽带：一方面为求职人员提供教育培训、就业安置、权益维护等服务，另一方面为社会家庭提供养老、育婴、家务等系列家政服务，解决家务劳动社会化问题。公司成立至今，已累计培训家政服务人员20.6万人，安置就业136万人次，服务家庭120万户。

在发展过程中，“阳光大姐”兼顾社会效益与经济效益，始终坚持“安置一个人、温暖两个家”的服务宗旨和“责任+爱心”的服务理念。强化培训，推进从业人员的职业化水平，形成了从岗前、岗中到技能、理念培训的阶梯式、系列化培训模式，鼓励家政服务人员终身学习，培养知识型、技能型、服务型家政服务员，5万余人取得职业资格证书，5000余人具备高级技能，16人被评为首席技师、突出贡献技师，成为享受政府津贴的高技能人才，从家政服务员中培养出200多名专业授课教师。目前，“阳光大姐”在全国拥有连锁机构142家，家政服务员规模4万人，服务遍布全国二十多个省份，服务领域涉及母婴生活护理、养老服务、家务服务和医院陪护4大模块、12大门类、31种家政服务项目，并将服务延伸至母婴用品配送、儿童早教、女性健康服务、家政服务标准化示范基地等10个领域。2009年，“阳光大姐”被国家标准委确定为首批国家级服务业标准化示范单位，起草制订了812项企业标准，9项山东省地方标准和4项国家标准；2010年，“阳光大姐”商标被认定为同行业首个“中国驰名商标”；2011年，“阳光大姐”代表中国企业发布首份基于ISO26000国际标准的企业社会责任报告；2012年，“阳光大姐”承担起全国家政服务标准化技术委员会秘书处工作，并被国务院授予“全国就业先进企业”称号；2014年，“阳光大姐”被国家标准委确定为首批11家国家级服务业标准化示范项目之一，始终引领家政行业发展。

《阳光大姐金牌育儿》系列丛书对阳光大姐占据市场份额最大的月嫂育儿服务进行了细分，共分新生儿护理、产妇产褥期护理、月子餐制作、婴幼儿辅食添加、母乳喂养及哺乳期乳房护理、婴幼儿常见病预防及护理、婴幼儿好习惯养成、婴幼儿抚触及被动操等八册。

针对目前市场上出现的婴幼儿育儿图书良莠混杂，多为简单理论堆砌、可操作性不强等问题，本套丛书通过对“阳光大姐”大量丰富实践和生动案例的深入挖掘和整理，采用“阳光大姐”首席技师级金牌月嫂讲述、有过育儿经验的“妈妈级”专业作者执笔写作、行业专家权威点评“三结合”的形式，面向广大读者传递科学的育儿理念和育儿知识，对规范育儿图书市场和家政行业发展必将起到积极的推进作用。

“阳光大姐”数千位优秀月嫂亲身经历的无数生动故事和案例是本套丛书独有的内容，通过执笔者把阳光大姐在实践中总结出来的诸多“独门秘笈”巧妙地融于故事之中，使可读性和实用性得到了很好的统一，形成了本套丛书最大的特色。

本套丛书配之以大量图片、漫画等，图文并茂、可读性强，还采用“手机扫图观看视频”（AR技术）等最新的出版技术，开创“图书+移动终端”全新出版模式。在印刷上，采用绿色环保认证的印刷技术和材料，符合孕产妇对环保阅读的需求。

我们希望，《阳光大姐金牌育儿》系列丛书可以成为贯彻落实习近平总书记关于家政服务业发展重要指示精神和全国妇联具体安排部署的一项重要成果；可以成为月嫂从业人员“诚信”和“职业化”道路上必读的一套经典教科书；可以成为在育儿图书市场上深受读者欢迎、社会效益和经济效益双丰收的精品图书。我们愿意为此继续努力！

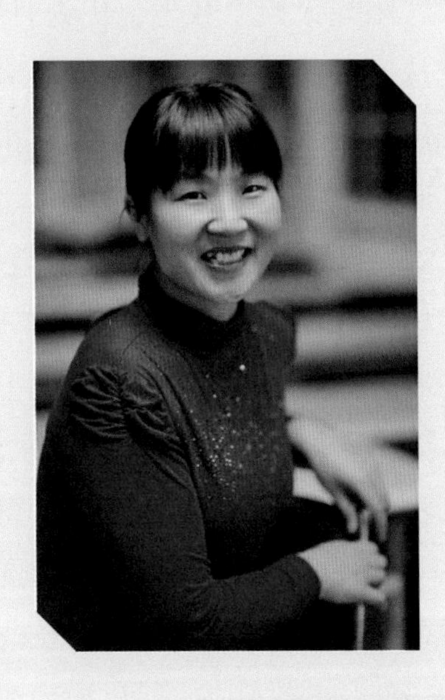

前言

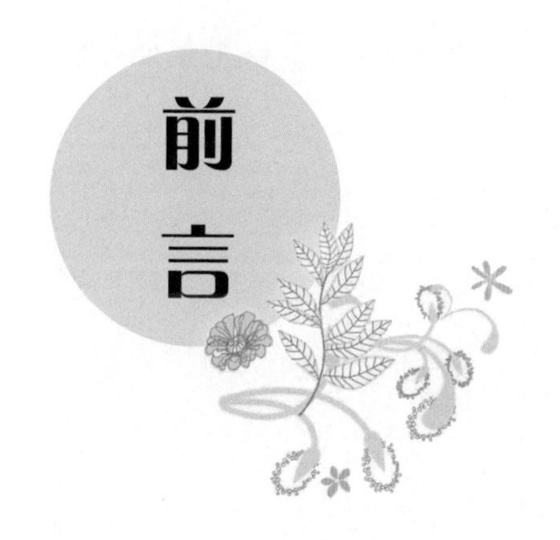

第一次与时召萍大姐接触是在电话里，跟她约采访的时间和地点。时大姐的声音特别温柔，我心想时大姐本人应该也是个温柔、慢条斯理的人，但是没成想一见面谈起关于宝宝的事情，时大姐立马像换了个人，语速开始加快，配合着各种处理宝宝情况的手势，激动的时候还会站起来，随时随地向我展示正确护理宝宝的方法，而且不管你跟她说哪个关于宝宝的话题，她都能滔滔不绝讲个不停。而我，一边在惊叹着时大姐的变化，一边又对她的专业技能佩服不已，不停地向她表达着“早遇到你就不会犯那么多错了”的钦佩之情，时大姐回了我一句：“没事，二胎我帮你带！”好吧，如果我还能生二胎的话。

跟时大姐接触的时间长了，发现电话里的时大姐果然只是她性格当中微小的一部分，风风火火的“女汉子”才是她的本质，用她自己的话说：“本来想伪装下温柔的,一不小心就露出‘本来面目’了,哈哈。”除了“女汉子”，我发现时大姐身上的关键词还真不少。

关键词之一：年轻

由于自己的宝宝请过月嫂和育儿嫂，再加上在朋友家所接触的月嫂，感觉月嫂的年龄普遍都偏大，45 岁以上居多，所以时大姐一出现在我面前我就有点惊呆，因为时大姐真的很年轻，身材保养得也不错，猛一看过去至少要比实际年龄小五六岁。究其原因，时大姐说："那是因为我心态好啊。"时大姐确实是个心态很好的人，热心帮助他人却不求回报，而且对于她目前的现状觉得"满意地不得了"。"工作上，领导和客户都很认可我，很多客户到了我们'阳光大姐'公司点名要我，光这样的客户我都接待不完；家庭里，我老公非常理解和支持我的工作，看我忙碌，把大小家务全都包了；儿子聪明听话，学习成绩也不错。我还有什么不满意？""我去过很多家庭，发现那些经济情况比我好甚至好得不是一点半点的家庭却不一定特别幸福，很重要的原因就是他们不懂得'知足常乐'，如果想显得年轻又能给宝宝做个好榜样的话，一定要及时调整心态。"

说这些的时候时大姐的脸上一直洋溢着幸福的表情，活脱脱又变成了个"小女人"，我想，真的像时大姐所说，幸福有的时候真的很简单。

关键词之二：技术过硬

说起时大姐的护理技术，但凡跟她稍微有点接触的人都会竖起大拇指，不止一位月嫂跟我说过时大姐的技术在整个"阳光大姐"那绝对是"数一数二"，这一点从阳光大姐公司管理层让时大姐来担任新生儿护理培训课程的讲师中也可见一斑。

其实，这也是时大姐最引以为豪的事情。

时大姐说她是一个非常擅长总结的人，而且特别爱钻研方法。2004年刚做月嫂那会儿，她技术还不是很过硬，她抓住护理每一个宝宝的机会，不停地变换各种方法去了解宝宝的喜好。很快，她就读懂了宝宝的语言，而且知道如何做才能让宝宝更舒服。随着技能的提高，再加上公司的培训，她先后获得了"高级育婴师"、"高级营养配餐师"、"高级家政服务员"、"养老护理技师”、“高级按摩师”、“家政服务指导师”等职业资格证书。

很多家长处理不了的问题放到时大姐这里“那都不叫事儿”，有时候一些孩子非常让家长“头疼”，家长使尽浑身解数也解决不了的难题，时大姐去了几分钟就能找到症结所在，再使用上时大姐自己总结的护理方法，小问题两到三天就能解决。“可能是我干得时间长又善于总结，实在是太了解孩子了，家长‘头疼’是因为不知道问题出在哪里，但是我就能比较快地找出原因。”

关键词之三：负责任

时大姐一旦跟宝宝接触上，几乎进入半“疯魔”状态，心里想的全是这个宝宝的事，任何人不能打扰。一开始我白天给她打电话约采访，每次时大姐都说：“我在看宝宝呢，下班我们再联系吧。”后来，我就乖乖地换成晚上打电话，发现时大姐还是没有闲着。作为阳光大姐公司新生儿护理的培训讲师，她一周至少有一到两次从客户家里出来就直奔公司总部，给想要成为月嫂的“新手”上两个小时的课，这期间连晚饭都顾不上吃。避开她上课的时间跟她联系，发现还是不行，时大姐这个时候不一定在谁家里给哪个新手妈妈处理问题呢。“没办法啊，有时候我带的徒弟问题处理不好就给我打电话，一是想要给人家客户解决好问题，二是可以手把手地教徒弟，促进她的提升，所以我这不就来了吗。”而且，这样在客户家忙活两三个小时，她还分文不取。对于自己带的宝宝她就更上心了，有一次我们见面，她的客户给她打电话说喂不上宝宝，用了她说的方法还是不行，孩子饿得哇哇哭。她一听立马跟我说：“王记者，我带的那个宝宝出了点小状况，我得回去帮着处理一下，她家很近，你稍等。”说着就绝尘而去。

每次跟时大姐见面她的拇指上都贴着膏药。她说手疼得受不了，因为每天都要给新妈妈推奶，尤其是产妇刚生完宝宝那几天每天都要推几个小时，非常辛苦。我向她表示我坐月子时请的一位月嫂从来没有碰过我，并建议我又花钱请了一位催奶师，效果还不好。她听了睁大了眼睛很激动地跟我说：“怎么会管用呢，乳腺管是一天就能通开的吗？催奶师就去那么一回两回怎么会管用，我从来不建议我的客户用催奶师，就是我一次一次给产妇推，虽然辛苦一点，但是经我料理的产妇90％以上都实现了纯母乳喂养。”说到这一点，时大姐很骄傲。

时大姐的客户还跟我说：“为了照看好孩子，时大姐上班时间非常‘自由’，白天需要她，她上白班；晚上需要她，她上夜班。有特殊情况时大姐甚至曾经24小时不眠不休地照顾我和孩子，有时不是她上班时间，但遇到问题给她打电话她基本上都会回来处理，而且下班时间也很不固定，有时下班时间到了但是正赶上宝宝有情况，她从来都是处理完宝宝的情况才下班，从来没提过加班费用之类的问题。我们一家人都对时大姐的工作技能和人品非常肯定，觉得自己非常幸运能请到这样一位好月嫂。”确实，在时大姐带的宝宝当中，百分之八十都是老客户介绍的，姐姐推荐给妹妹，甚至二胎还坚决找时大姐的情况也数不胜数。

关键词之四：“我能听懂宝宝的话”

“很多产妇跟我说，宝宝太小什么都不会说，光知道哭，我又不知道他到底想怎么样，感觉头都大了。其实，我也发现了，很多家长之所以带不好宝宝，都是因为没有听懂宝宝的语言。”

“宝宝尤其是新生儿实在是太小了，不会表达，表情也不够丰富，所以很多爸爸妈妈不把宝宝当作一个真实的‘人’去对待，做很多事都不顾忌宝宝的感受，总觉得‘他什么都不懂’，我想跟大家说的是：宝宝真的什么都懂，他们的哭闹、微笑甚至哼哼唧唧都是‘语言’，爸爸妈妈要细心地观察宝宝，摸清宝宝各种语言的含义，这样宝宝才能不再让人‘头疼’。”

时大姐说，她在看宝宝的时候，从来不觉得无聊，因为宝宝一直在通过各种方式与她“对话”，而时大姐在此时就会及时地回应宝宝：“宝宝，是不是热了”，“宝宝，我们要准备洗澡了哦”，“宝宝，是不是想喝奶了，阿姨知道”。在时大姐的眼睛里，宝宝一直在“说话”，把他们的高兴、满意、不舒服、难受等情绪都“说”了出来。“长期跟宝宝对话，我学会了从宝宝的角度看这个世界，才发现身边有很多美好的事物我们觉得太习以为常竟然忽略了，如果说因为我宝宝可以更健康地成长，那么因为宝宝我也获得了一次又一次成长的机会，所以，跟宝宝在一起将是我一生的事业。同时，我希望所有的爸爸妈妈也能跟我一样学会从宝宝的角度看世界。”

其实，时大姐身上的关键词还有很多，比如乐观、坚强、细心、有主见等。为了写这本书在跟时大姐相处的几个月里我不但学习到了很多护理宝宝的知识，而且也被时大姐的护理理念所感染，正如时大姐所说，我们也需要跟着孩子一起成长。

王晓红

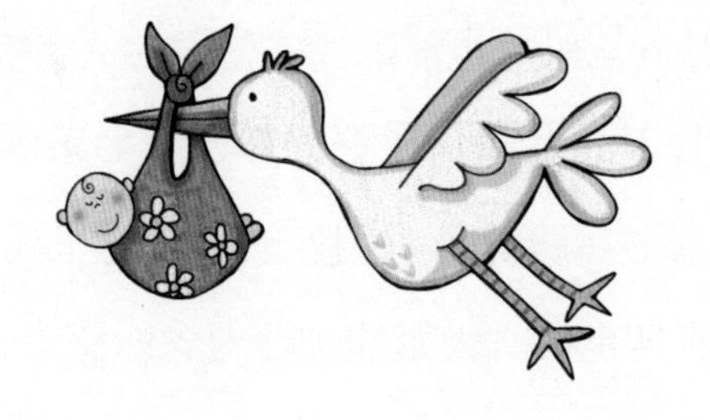

目 录

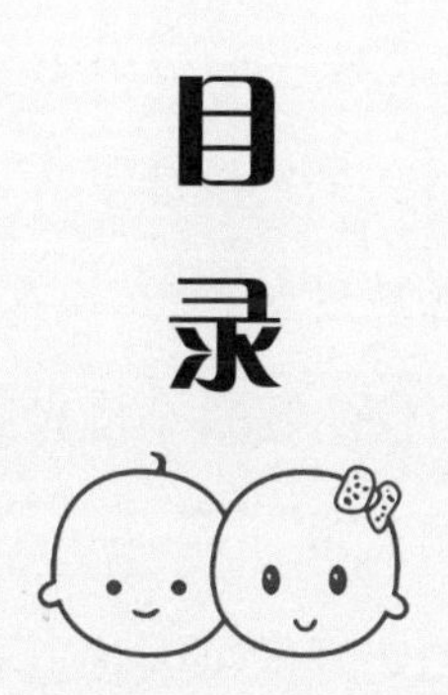

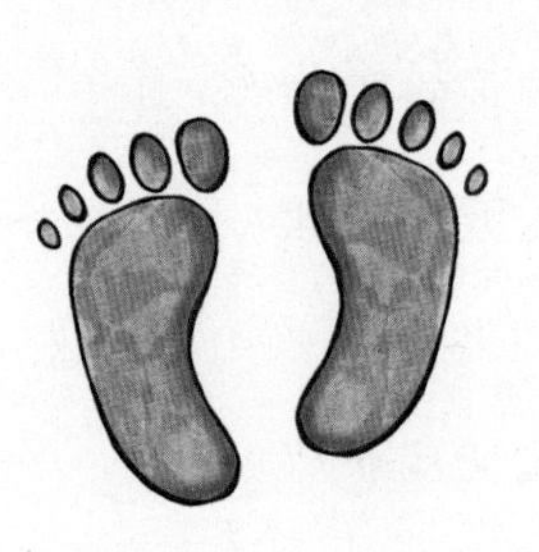

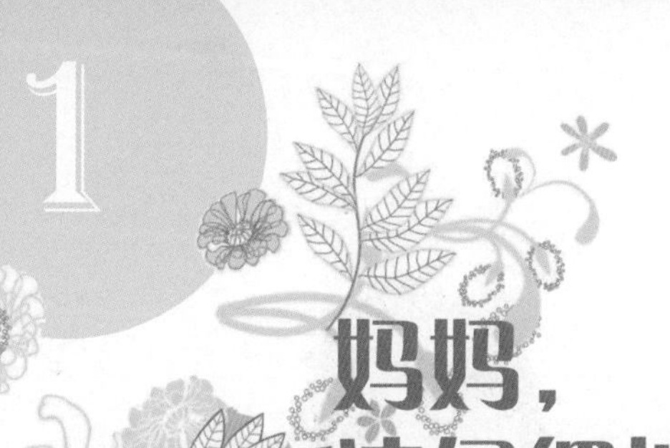

1

萌宝第1日

妈妈，请仔细地帮我检查身体哦！
——宝宝身体检查

今日护理重点提示：

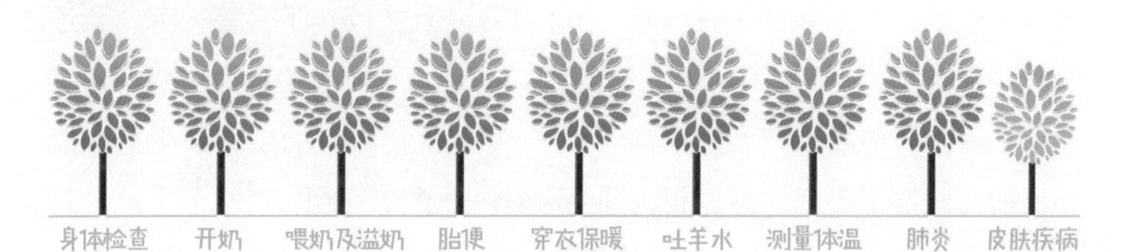

说明："护理重点"是为了向读者们揭示每天需要护理宝宝的重点，虽然我们每天只选择一个重点进行详细讲解，但不代表宝宝这一天就只有一个护理重点。如果宝宝需要其他方面的详细护理知识，可参阅其他章节。

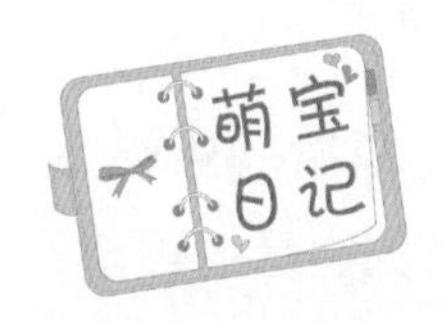

大家好，我叫皮皮，去年10月份我来到了我的第一个家——妈妈的肚子，我非常喜欢这个地方，这里好温暖，我高兴的时候会拿小脚踢妈妈的肚子，累了就在妈妈肚子里睡觉，好想一直呆在这里啊。可是妈妈最近一直跟我说我要搬家了，我要从妈妈的肚子里出来，妈妈还说给我准备了好多东西，我的小衣服、小床，还有玩具，可是，人家还一点不想出去呢，这里多好啊，新家什么样子啊？我好担心。不过感觉妈妈的肚子越来越小了，我在里面都有点转不开身了，想到可以见到妈妈的样子我又有点兴奋。

今天，我像往常一样玩够了准备睡觉，但是感觉哪里不太对劲，我的小房子隔一会儿就动一下，我听到妈妈跟爸爸说她好像要生了，爸爸妈妈带着我来到了医院，小房子动的频率更高了，我有点不舒服，我是不是要离开这里了？我好担心，我用我的小手小脚动妈妈的肚皮，可是妈妈没有回答我，因为她好像很疼。就这样过了好久，我在妈妈肚子里一直颠簸着，想睡也睡不着，觉得好累，不知道这种状况还要持续多久。忽然，我感觉我的小房子在拼命推我，我的头使劲往外挤，我好想大喊："等一下，等一下，我还没做好准备呢。"小房子完全不理会我，反而用了更大的力气推我，我感觉好挤好挤，这时我听到妈妈尖叫了一声，我就从我的小房子里被一股强大的力量推了出来。好亮啊，好多人啊，什么状况啊？怎么还有人在打我屁股，讨厌，"哇"的一声我就哭了出来。打我屁股的阿姨反而很高兴，她转头对妈妈说："恭喜，是个男宝宝，现在是下午15:36。"随后她把我放到一个硬硬的东西上，转头大声说："六斤八两。"接着，她又给我擦洗了一下身体，给我包上小被子，然后把我放到了妈妈的胸口上。妈妈亲了亲我的额头，我闻到妈妈独有的香味儿，顿时安心多了。

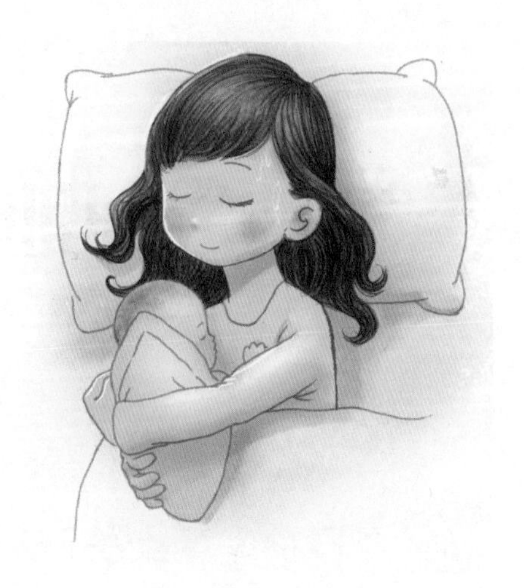

我好想睁开眼睛看看妈妈，可是眼皮就是抬不起来，我听到妈妈温柔地跟我说："皮皮小宝贝，你终于来了，妈妈好爱你。"听到熟悉的声音，我觉得好委屈，因为虽然妈妈提前告诉过我我要搬家了，但是真没想到变化这么大啊，没有被包裹的感觉了，没有温暖的羊水了，还要自己呼吸，我顿时哭得更大声了。

听到我哭得更大声，一堆人都围了上来，根据他们的声音，我依稀辨认出来他们是爸爸、奶奶、外婆。他们虽然围了上来，但是都不知道该怎么办。爸爸说："是不是饿了啊？"奶奶说："是不是尿了啊？"外婆说："是不是太热啊？"我好想告诉他们都不是，人家只是有点不适应。哭了一会儿我觉得有点累了，而且有点困，先不管了，我还是睡会儿吧。

等我再次醒来，听到一个陌生阿姨的声音，她跟我说："皮皮，你好，我是时阿姨，是妈妈请来专门照顾你的，未来的一段时间我们都会在一起，你放心，阿姨会把你照顾得很舒服的。"虽然我不太明白她说的话是什么意思，不过她听起来跟妈妈一样温柔。好吧，那就听妈妈的安排吧。"皮皮，阿姨现在要打开你的小被子帮你做身体检查啦，你要配合哦。"时阿姨说。我好想说："别动我，我好冷。"离开妈妈的肚子我觉得很不适应，觉得好冷好冷啊。时阿姨好像明白我想说什么，她接着告诉我："皮皮，阿姨知道你冷，你放心，阿姨速度很快，检查完了马上帮你把衣服穿好，好吗？""那好吧。"我心里说。

阿姨先是仔细看了看我的眼睛、耳朵、鼻子、嘴巴，又仔细摸了摸我的脖子，然后打开我的衣服仔细地检查我的胳膊、腿、肚脐、身体，最后她还仔细地检查了我尿尿和拉臭臭的地方。检查完了，她又帮我穿好衣服，然后她把她的手指放在我的手里，我就使劲抓她。阿姨转头对妈妈说："皮皮妈妈，皮皮的劲还挺大呢，你放心，宝宝很健康。"妈妈听了高兴地亲了我一口，这个意思是不是我已经顺利通过检查啦？

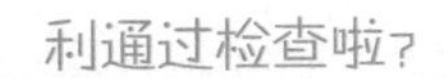

接下来，阿姨又让我吸吮了妈妈的乳房，喂我喝了奶粉，询问了我尿尿和拉臭臭的情况，帮我换了干净的尿布，吃饱喝足了，真舒服啊！不对，眼皮怎么又抬不起来了，不好意思，各位，虽然我很想跟你们交流一下，可是，我好困啊，我睡觉去了，明天再见吧！

第1日
第2日
第3日
第4日
第5日
第6日
第7日
第8日
第9日
第10日
第11日
第12日
第13日
第14日
第15日
第16日
第17日
第18日
第19日
第20日
第21日
第22日
第23日
第24日
第25日
第26日
第27日
第28日
第29日
第30日

时大姐讲故事

各位妈妈，大家好，我是皮皮的月嫂时召萍。皮皮是一个十分可爱的宝宝，虽然是出生第一天，但他黑黑的头发、大大的眼睛都已经向我们宣告他是一个漂亮的宝宝。对于新生儿来说，漂亮还不是最重要的，最重要的是健康。所以，当新生儿出生后医生和护士都要对新生儿做详细的身体检查。但是我在这里想提醒孩子的家长，即使医生已经对孩子做过身体检查，我们作为孩子的监护人还是有义务对孩子再做一次更为细致的身体检查，因为有的症状较轻有时会被医生忽略，有的症状会“隐藏”起来，医生不一定能够及时发现。下面我就说两个这方面的小故事。

第一个故事的主人公叫麦兜，人如其名，麦兜是个大胖小子。不过在妈妈肚子里体型过大并不是件好事，体型过大会使宝宝的活动空间特别狭小，最有可能导致的问题就是斜颈。斜颈尤其是轻微斜颈医生不容易发现，但是我经过仔细的身体检查发现了这一点。因为麦兜的头一直往左边歪，睡觉也喜欢偏向左边睡，喝完奶为了防止呛奶我想让他偏向右边睡却总是不能成功。我就让麦兜爸爸请来了儿科医生，医生确诊了麦兜确实有斜颈的问题。斜颈可以采取非手术疗法，也就是推拿按摩，我们就带着麦兜去了理疗科。一开始麦兜可能不适应觉得有点疼，会哭闹，但是过了一会儿就适应了，也不再哭闹。带麦兜回家后，我一直按照医嘱帮麦兜做颈部按摩，也请大夫去家里做按摩，做了大约三个月，麦兜的斜颈就好了。

还有一个宝宝，虽然过去很多年了，但是我总是想起他，他的名字叫可乐，据说起这个名字是因为他爸爸喜欢喝可乐。到了医院之后我询问过可乐的基本情况，妈妈说可乐在昨天半夜里吃过东西，但是一直没有拉尿。我看到可乐的皮肤颜色好像不大对，有点猪肝色，而且一直睁着眼睛，不像其他的宝宝一样总在睡觉。感觉他胃里好像总在往上涌东西，很多宝宝出生之后都有可能吐羊水，嘴巴、鼻子里都会出来。我怕可乐吐羊水呛到自己，于是就把他抱了起来，结果可乐却吐出来一些咖啡色的粘液。

我就觉得不太正常，于是打开了他的小被子，脖子、四肢、身体都做了检查，都没发现问题。这个时候我看到可乐在使劲，好像想大便，我就跟他说："可乐，是不是想大便啊，没事，你拉吧，阿姨在这里陪着你。"我就看着他的肛门，但是这一看却吓了一跳，因为我发现可乐的肛门是实心的，也就是说他的肛门是不通的，这在医学上叫做"先天性肛门闭锁"。我马上跟可乐的父母说明了情况，他们很快叫来了小儿科的医生，医生确诊可乐为"先天性肛门闭锁"。当时济南还没有医院能治疗这种疾病，可乐的父母只好带可乐去外地治疗，可乐去外地之后我再也没有见过他。后来我查询了很多资料，发现这种病比较隐蔽，发生的几率不是很高，所以很容易被医生忽略。先天性肛门闭锁很容易引发并发症，要早发现、早治疗。

还有一种情况是孩子的身体确实存在较为明显的问题，这些问题医生已经发现，我们需要做的是根据宝宝的身体发育状况尽可能地进行护理，大部分症状都会得到及时改善。

2007年的时候我接了一个叫蕊蕊的宝宝，她出生没多久我就赶到了医院。一进病房我就觉得有点不对劲，蕊蕊的爸爸面无表情地呆坐在病床旁边的小马扎上，蕊蕊的妈妈正躺在病床上面朝墙壁流眼泪。我洗干净双手过去看蕊蕊，看到她的时候我都有点惊呆了，宝宝的头部变形严重，她的头顶下陷，后脑勺整个向左边偏移，右边都瘪进去了。看到蕊蕊父母都这么痛苦，我只好问奶奶是什么情况。奶奶告诉我，蕊蕊在妈妈肚子里是"坐"位，头骨正好顶在妈妈的肋骨上，引起宝宝头骨变形，现在还不知道宝宝的大脑有没有受到影响，而且头部变形有可能造成内脏的缺失，这些都要做进一步的检查才能知道结果。第一次做B超时，医生皱着眉头说找不到宝宝的脾，要求我们饿宝宝四个小时再做检查。说实话，这四个小时挺难熬的，因为宝宝肚子饿，不停地哭闹。在这个过程中我仔细地观察宝宝，发现她的觅食反应很强烈，跟其他的宝宝相比毫无二致，我就感觉到蕊蕊应该没有大问题。果然，四个小时后医生找到了蕊蕊的脾。过了几天，我们带着蕊蕊出院回家了，回到家的蕊蕊所有表现都跟其他正常的宝宝没有什么两样。白天，我很少让蕊蕊躺在床上睡觉，有空就给她头上凸出来那部分轻轻往里揉；晚上，我给她做了一个专用的枕头，硬一点的，固定她的头，让她睡凸出来那一边；头顶上凹陷的部分不去管她。就这样，到了蕊蕊满月的时候，她左边的后脑勺已经凸出得不那么明显了，头顶凹陷的地方也慢慢隆起了。好多亲戚来看她，一开始都没发现她跟别的宝宝有什么不同，爷爷、奶奶、爸爸、妈妈的脸上终于露出了久违的笑容。

时大姐实战护理法

一、身体检查的正确方法

刚刚接触到新生儿的时候，要洗干净双手对宝宝进行详细的身体检查。首先要检查宝宝面色，正常宝宝的面色一般都是粉嘟嘟的，眼皮稍微有点肿；看完面部再看宝宝脖子是否有斜颈问题；然后就是四肢的检查，四肢主要是腿，看看宝宝的皮纹是否对称，宝宝的胯关节是否能够在躺着的时候轻松地打开下肢，看看宝宝能否正常曲腿；最后检查宝宝的生殖器和肛门。

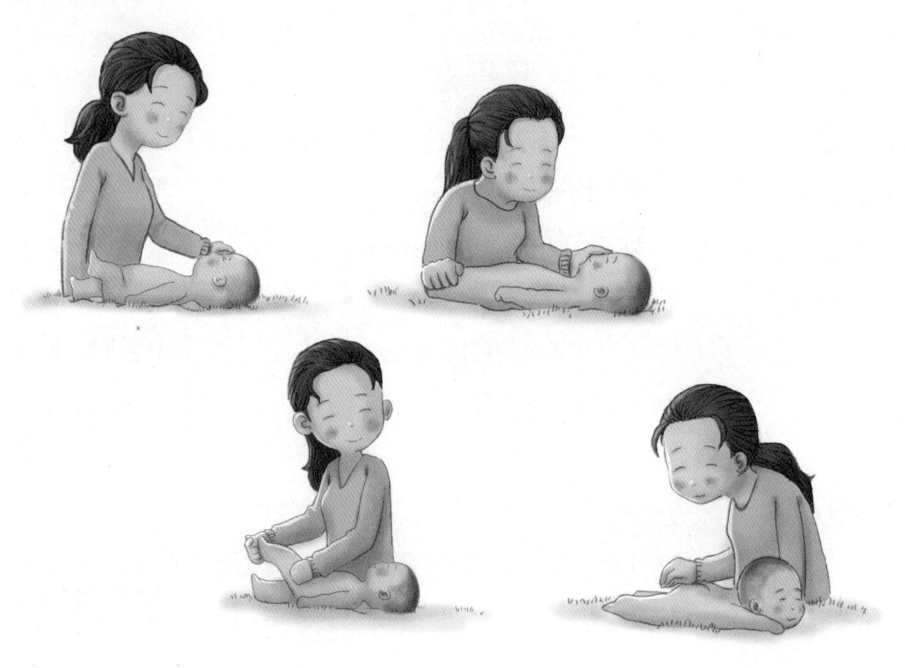

二、身体检查中遇到的问题

1. 如果宝宝出现以下情形，属于正常情况，请家人们不要担心

（1）顺产的孩子头部水肿属于正常情况，一般一到两周以后就会消下去。注意抱的时候要轻抱轻放，前两天先不要洗澡，也不要揉肿块，让它慢慢地自我吸收、恢复。

（2）新生儿的眼睛可能会频繁地眨动，这也属于新生儿常见的情况，是神经反跳现象。

（3）新生儿鼻子上面可能会长一些粟米粒样的东西，这属于正常现象，是脂肪颗粒，孩子满月的时候就会消退。

（4）宝宝刚一出生可能会打喷嚏，而且可能打得比较多，是因为冷空气、灰尘等刺激引起的，持续时间有可能会比较长，一般无需治疗。

（5）宝宝听见声音或者手里有东西时会使劲抓紧，这是正常的握指反射现象。

（6）宝宝睡觉时两只手可能经常会“乍”起来，也是正常的。

（7）有的新生儿出生以后，下肢从膝关节往下是紫色的，这也是暂时的，让宝宝吃饱喝足，注意保暖很快就会没事了。

（8）新生宝宝的头部有一块软的区域叫囟门，该处的颅骨组织尚未连接在一起，大约在一岁以后就会闭合。该区域千万不能按压，更不能用硬物碰撞，以防碰破出血感染。

（9）男宝宝的睾丸有时一高一低，这是正常的。

（10）女宝宝刚出生时，外生殖器可能有些红肿，有的小阴唇会盖过大阴唇，这个无需太过担心，大约一周以后随着宝宝尿量增多症状会逐渐改善。

（11）女宝宝会阴处可能会明显见到长条状的肉状组织，有可能是处女膜脱垂，三个月内就会慢慢长上去。

（12）女宝宝大阴唇和小阴唇之间可能会有胎脂，属于正常情况，三天之后可以用抚触油擦掉。

（13）女宝宝还有可能出现假月经和白带，用干净的医用纱布蘸温水轻轻擦拭掉就可以了，一般来说假月经不会超过3天就会消失，白带因为个体差异短则三五天，长则满月后就会消失。

2. 如果宝宝出现以下情形，请家长及时与医务人员联系

（1）宝宝的脖子老是侧向一边，而且另一边有疙瘩，应考虑斜颈的可能性。

（2）宝宝胯关节打不开，腿部打不开 。

（3）宝宝足上翻或足外翻。

（4）宝宝脸色差，不正常。

（5）宝宝体温总是处于低热状态。

（6）男宝宝不管冷热，睾丸都感觉像一包水似的，应考虑鞘膜积液的可能性。

（7）男宝宝哭闹时生殖器颜色发紫，或者只有一侧睾丸甚至没有睾丸。

（8）宝宝出生24小时都未排便或者有腹胀情况。

（9）宝宝在24小时之内出现黄疸。

（10）宝宝嘴唇发紫，不是发青。

（11）其他不正常的情况。

专家点评

宝宝出生后24小时之内，身体检查是最重要的一步。要对宝宝的各种测量结果与妈妈怀孕后几周内测得的数据进行比较，验证它们是否吻合。此外，还要检查宝宝的眼睛、生殖器、胎记、髋部脱臼等情况。新生儿会在出生后的12个小时内，首次排出墨绿色大便，这是胎儿在子宫内形成的排泄物，称为胎便。如果新生儿出生后24小时内没有排出胎便，就要及时看医生，排除肠道畸形的可能。另外，卡介苗是每一个健康的新生儿必须接种的疫苗，一般在新生儿出生后24小时内进行接种，以预防结核病。

宝宝日常生活记录表

这张表格不但可以详细记录宝宝的身体状况，还可以成为宝宝长大之后的纪念，妈妈一定要仔细地帮宝宝记录哦！

姓名			出生地			出生时间				
体重			身长		性别		接种疫苗时间			
日期		星期		气温		室温		湿度		体温
哺乳情况		时间	数量	有无溢乳	备注		时间	数量	有无溢乳	备注
	1					2				
	3					4				
	5					6				
	7					8				
	9					10				
喂水情况		时间	数量	原因	备注		时间	数量	原因	备注
	1					2				
	3					4				
大便情况		时间	数量	外观	原因		时间	数量	外观	原因
	1					2				
	3					4				
	5					6				
	7					8				
小便情况		时间	数量	颜色	原因		时间	数量	颜色	原因
	1					2				
	3					4				
	5					6				
	7					8				
脐带消毒情况	次数	时间		原因		次数	时间		原因	
	1					2				
	3					4				
睡眠状况	次数	起止时间		睡眠状况		次数	起止时间		睡眠状况	
	1					2				
	3					4				
洗澡抚触情况										
服用药物情况										
皮肤异常情况										
宝宝其他情况										

妈咪的宝贝日记

各位妈咪，请根据自己的心情随便涂鸦哦！

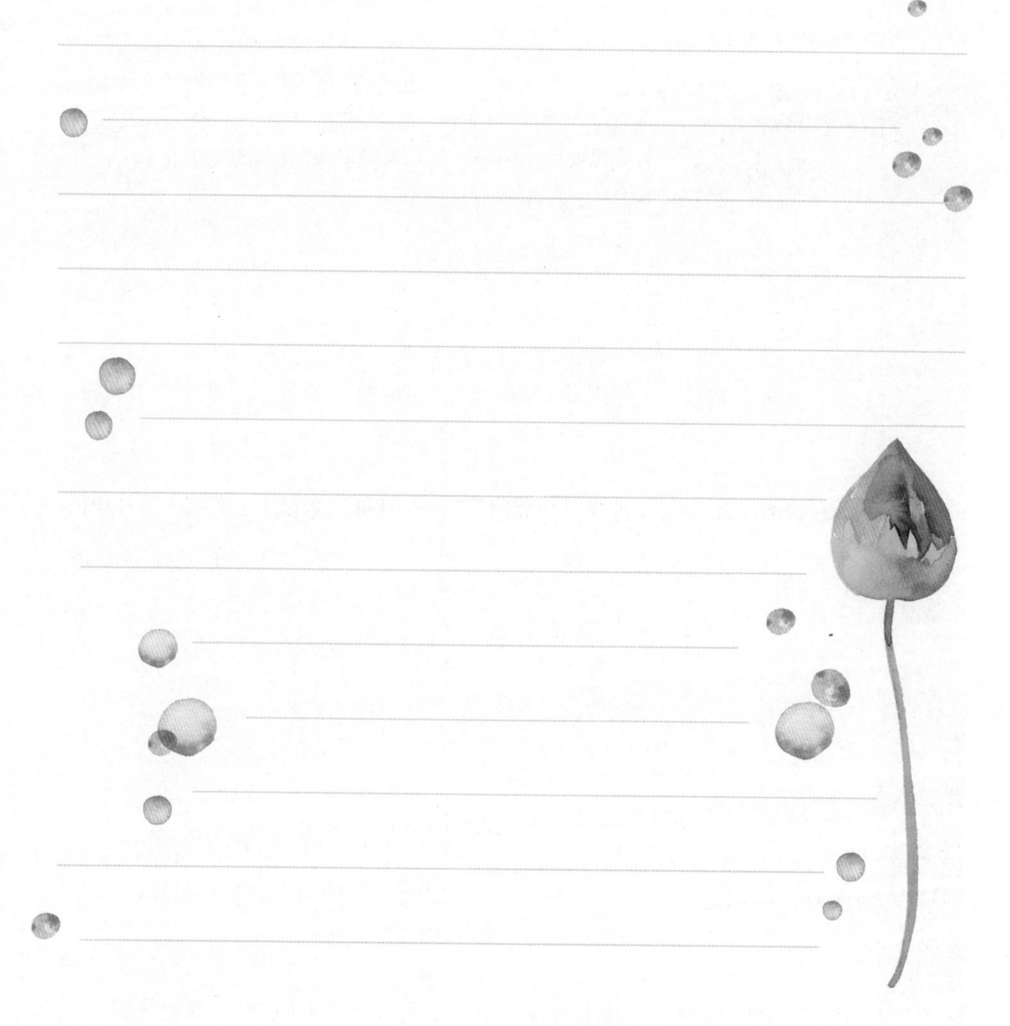

萌宝第2日

人家很娇嫩的，你们会照顾我吗？
——宝宝的日常照料（一）

今日护理重点提示：

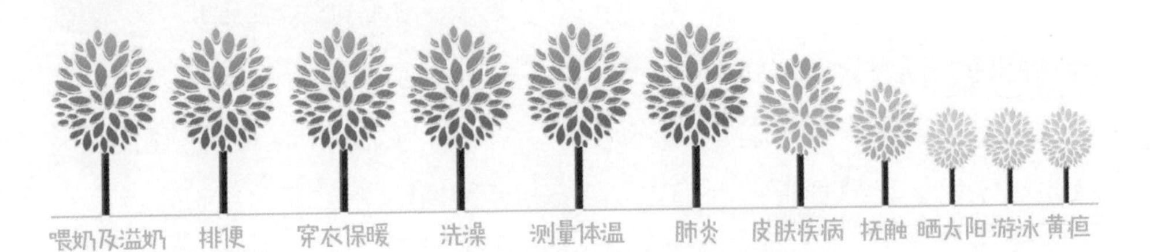

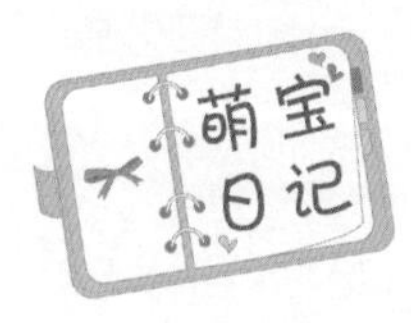

昨天对我来说真的是非常重要的一天，这一天发生了太多的事情，完全超出了我的预料。这个世界所有的东西对我来说都是新鲜的，我不知道该怎么适应，有时有些难受的感觉我不知道该怎么处理，只好用哭声来表达。不过，不适应的不止我一个人，我发现爸爸妈妈和爷爷奶奶似乎也不知道怎么照顾我，我一哭，他们个个面面相觑，不知道该怎么办。

幸好，时阿姨没有食言，她今天又来了，她一进病房门做的第一件事情是给窗户开了个小缝，她边开窗户边对爸爸说："晚上睡觉一直关着窗户，空

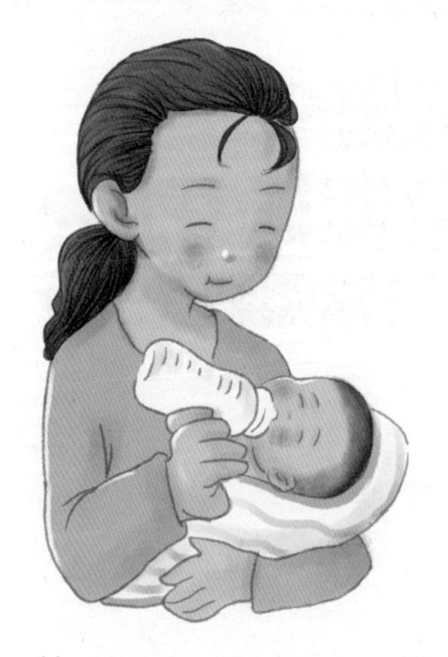

气已经不新鲜了，对宝宝和妈妈都不好，不过她们现在都还不能受风，所以我们找个不直吹的地方开个小缝透透气就行了，过半小时就关上。”然后她去卫生间洗了手并换了干净的工作服，来到我的身边，她先是检查了我的纸尿裤，看我尿得多不多，如果太多了就会给我换掉；然后她询问了妈妈上次给我喂奶的时间，虽然妈妈还没有下奶，但她还是把我放在妈妈胸前吸吮一会儿，其实没有奶也不要紧的，可以躺在妈妈身边，听着她“扑通扑通”熟悉的心跳声我就觉得舒服多了；然后时阿姨会让我躺在她的臂弯里给我喝奶粉，“咕咚咕咚”，哎呀，有奶下肚的感觉真舒服啊。每次喝完奶，我都觉得特别满足，然后就开始困，不知不觉就睡着了。

爸爸今天挨时阿姨批评了，用时阿姨的话说，爸爸抱着我像举着一杆枪。爸爸被说得都不好意思了，他皱着眉头说：“皮皮太小了，还那么软，我实在不知道该怎么抱他。”怪不得爸爸每次抱我的时间都特别短，一般情况下也不抱我。时阿姨说：“新生儿骨骼比较柔软，其实我们也不建议多抱，但是有时候还是要抱一下的，比如喂奶的时候，要交给妈妈的时候，姿势还是要正确啊，要不然宝宝也不舒服的。”说完，时阿姨就教爸爸怎么抱我，他让爸爸把手放在我的脖颈部和头部，用另一只手扶住我的小屁股和腰椎。由于是夏天，时阿姨还贴心地在爸爸胳膊上放了条手绢儿，以免汗液把我们的皮肤粘在一起，果然，舒服多了。爸爸，要好好照顾我哦，想着想着，不好意思，我又要去睡觉啦。

时大姐讲故事

对于新手爸妈来说，“抱孩子”这个看似简单的动作似乎成了很大的问题。我记得2008年曾经接了一个叫“依依”的小女孩，由于依依早产了一个月，体重只有4斤9两，依依的爸爸“拒绝”抱依依，理由是“害怕”、“不敢抱”。虽然我教了他抱孩子的方法，但他还是不敢抱，一直到孩子出生三个月爸爸都没有抱过孩子，这对于亲子关系的建立肯定是不好的。

在给宝宝清洗屁股的时候，切记要用温水蘸拭，尤其是爸爸要注意这个问题，因为爸爸力气比较大，可能自己觉得用力很轻，但是对宝宝幼嫩的肌肤还是有可能造成伤害。我2009年接过一个叫萱萱的宝宝，有一天早上我上班给宝宝清洗屁股的时候发现她屁股上有条划痕，我就问怎么回事，爸爸说昨晚宝宝拉了大便之后他没有用温水蘸拭，只是用卫生纸擦了一下，因为不太好擦，所以力气稍微大了点，就不小心划伤了宝宝的屁股。在这里我提醒家长们注意，宝宝大便较为粘稠，用卫生纸根本擦不干净，用的力气就会比较大，这样不但有可能伤害到宝宝的皮肤，而且也给了大便里边的大肠杆菌、螺旋杆菌等细菌趁虚而入的机会，让宝宝的屁股“红”起来。

再一个就是用奶瓶给宝宝喂奶的时候一定要让宝宝张大嘴，含住整个奶嘴，并且让奶嘴里面充满奶液，保证宝宝不吸入空气，以免造成溢奶。（具体方法见“萌宝第4日”宝宝喂养护理方法。）

阳阳是我十年前接的一个孩子，我对他印象很深刻。我去的第一天爸爸就犯了一个喂奶粉的“致命”错误。我去的时候阳阳已经快满月了，一开始不知道为什么这时才找月嫂，后来明白了，原来阳阳的体重增长严重不足。阳阳妈妈的奶水不太充足，所以阳阳是混合喂养的，喝完妈妈的奶之后爸爸就会再给阳阳喂点奶粉。当时我在隔壁房间洗衣服，听到阳阳老在吧唧嘴，还伴随着咳嗽，我就疑惑地过去看看，发现爸爸只让阳阳含住了奶嘴前面的一点点，也就两厘米吧，他还跟我说：“你看，这奶嘴设计地多不合理，这么长，都杵到我儿子嘴里了，多难受啊。”我说你这样喂是不对的，要让孩子把整个奶嘴含进去。他不相信，总怕噎着儿子。我又问他，你给孩子喝奶是不是喝半天也喝不了多少？他点点头。我说我来喂喂看。他疑惑地把儿子交给我，我抱住阳阳，让他把整个奶嘴含住了，他就“咕咚”“咕咚”大口地吞咽，60毫升的奶粉一会儿就没有了，爸爸这才知道不是奶嘴设计得不合理，而是他的喂养方法不当，所以阳阳的体重总是长不上去。

日常照料中还有一件小事值得提醒广大家长们注意，那就是卫生的问题。然然是一个小女孩，脸蛋胖嘟嘟的，特别可爱。她出生第一天我就赶到了医院，她家住的是一个单人病房，很大，里面差不多有二十个亲戚朋友，他们全部围在然然的小床边上七嘴八舌，这个捏捏然然的小脸，那个捏捏然然的小脚，奶奶甚至抱起然然来跟然然脸贴脸摩挲了好久，看到这种情况我又不好说什么。结果，第二天，然然的呼吸声明显加大，而且感觉呼吸很急促，嗓子也有点发红。奶奶一开始还不明所以，我就告诉她其实新生儿是要减少探视的，因为来的人多了，卫生情况不能保证，成人带来的细菌很容易引发孩子呼吸道方面的疾病。奶奶听了以后马上就减少了探视的人数，所幸然然的问题不是很大，过了几天就好了。

时大姐实战护理法

一、空气、温度

为保持产妇与新生儿室内的空气清新、温度适宜，每天要开窗通风至少30分钟。开窗通风时，要让产妇及新生儿暂时待在其他房间或给其适当的遮盖，避免对流风直吹。产妇与新生儿最佳室温为25℃左右。

如果天气较为炎热或寒冷，可以适当地开开空调。一般来说由于产妇和新生儿在月子期间不能见凉风，如果夏天开空调的话可以选择开客厅或其他房间的空调让凉气进来。如果实在要开产妇和新生儿屋内的空调，建议温度高一些，在27℃～28℃，可以选择除湿模式，出风口不要冲着产妇和孩子，也可以在空调出风口上遮上床单、报纸等转移风向。还需要特别注意的是，如果准备在月子期间开空调，之前要做好空调过滤网的清洗工作，否则空调里吹出来的细微颗粒物有可能会被宝宝吸入，新生儿没有鼻毛，有可能会因此出现呼吸道方面的炎症。

二、洗手及卫生

要养成给宝宝喂奶和摸宝宝前先洗手的习惯；外出归来后，应先更换衣服并洗手后再抱宝宝，因为新生儿抗菌能力低。

三、新生儿感觉

1. 视觉

虽然新生儿刚刚出生时眼睛是有光感的，但只有距离为15 ~ 25厘米时，他才能模模糊糊看到人，而且这时他只认识黑白的颜色，没有其他颜色之分。随着月龄的增大，宝宝才会慢慢有色感。

2. 鼻子

宝宝刚一出生会打喷嚏，这并不是着凉的表现，而是由于妈妈子宫内外环境温差较大，宝宝暂时性的鼻黏膜充血，就是有点水肿，症状跟感冒一样，会打喷嚏，遇到冷、热、异味，宝宝都会打喷嚏。

3. 听觉

正常的新生儿听力非常灵敏，如果声音超过60分贝，可能就会影响到他，所以我们正常的说话声和音乐声他都能听到。

四、识别新生儿正常生理反射

1. 角膜反射

新生儿眼前突然出现亮光，或有东西要碰到他的眼睛时，他会眨眼。

2. 瞳孔反射

当亮光对着新生儿的眼睛时，黑眼珠最中心的黑圆点会收缩。

3. 觅食反射

婴儿嘴边区域稍碰一下就会有明显的吸吮动作。

4. 吸吮反射

将奶头或者其他物体放入新生儿口中时，新生儿马上就会有吸吮动作。

5. 拥抱反射

让新生儿仰卧在检查台的一端托住头颅，若此时突然放低头位，使新生儿的头向后倾约10° ~ 15°，新生儿就会两臂外展伸直，继而屈曲内收到胸前，呈拥抱状。拍击新生儿头部附近床垫也会出现拥抱反射，就是妈妈所见的“一惊一乍”，这不是缺钙的表现，三四个月后这样的现象就会自然消失。

6. 抓握反射

如果把手指放到宝宝手心，宝宝就会抓住。

五、宝宝穿衣

宝宝的衣服要尽量选择纯棉质地的、颜色淡的、柔软的、开衫的、吸水性比较好的、不含荧光剂的。穿衣和盖被一定要适度，不管是冬天还是夏天，新生儿都需要正常的保暖。（具体方法参见“萌宝第7日”宝宝的日常保暖。）

六、宝宝尿布选择、使用及洗涤

1. 选择尿布

要选用柔软的、颜色淡的（最好白色）、纯棉的、吸水性比较好的材质。

2. 尿布使用方法

（1）小便。在为宝宝更换尿布之前先把新的尿布放到宝宝屁股下面，打开旧尿布顺便用干净的地方给宝宝简单擦拭一下，拿开，为宝宝换上新尿布，要保证始终有尿布在宝宝屁股下面。

（2）大便。宝宝大便时，可以把脏的尿布折到宝宝的屁股底下，为宝宝清洗干净屁股后将旧的拿掉，换上新的，也要保证始终有尿布在宝宝屁股下面。

阳光小贴士

1. 换尿布的时候一定要把新尿布、湿巾等必需品放在手边，因为新生儿排泄次数较多，有时动作大一点都可能排泄，如果换下来尿布再去找新的，很有可能找回来发现宝宝已经拉（尿）在床上了。

2. 尿布不能太长，尤其在脐带没有发育好的时候不能盖到肚脐上，以免尿液渗到脐部引起脐部感染。

3. 换尿布时不能把宝宝的腿抬得太高，以免宝宝溢奶甚至呛奶。

3. 尿布洗涤方法

先在水龙头下冲洗尿布上的大便，冲后用专用小刷子把残留大便刷掉，刷完后大致搓一搓，打上宝宝专用尿布皂，然后直接扣到盆里，接着倒入滚烫的热水，等凉了以后一搓，大便自然就掉了。大便掉了以后一定要涮洗干净，因为洗尿布的肥皂一般是呈碱性的，如果涮洗不干净，下次宝宝再用的时候碱性物质可能会伤害到宝宝的皮肤。涮干净以后可以再烫一下，然后在通风处或者是有太阳光的地方暴晒。除此之外，如果是在冬天没大有太阳的时候，一般隔上两三天，就需要把尿布都洗干净以后再煮一下，再次做消毒工作。

4. 尿布的数量

一般准备30 ~ 40块。

专家点评

宝宝出生后，家人就应该慢慢熟悉其日常护理工作。护理的前提条件是注意卫生，即每次护理前均应洗手，对于新生儿必须采取保暖措施，建议每日常规测2次体温，选择合适的衣服和尿布，保证宝宝养成良好的睡眠习惯及睡姿，注意其皮肤、五官及脐部的清洁护理，并且产后产妇尽早喂奶，按需哺乳。

宝宝日常生活记录表

这张表格不但可以详细记录宝宝的身体状况，还可以成为宝宝长大之后的留念，妈妈一定要仔细地帮宝宝记录哦！

日期		星期		气温		室温		湿度		体温
哺乳情况		时间	数量	有无溢乳	备注		时间	数量	有无溢乳	备注
	1					2				
	3					4				
	5					6				
	7					8				
	9					10				
喂水情况		时间	数量	原因	备注		时间	数量	原因	备注
	1					2				
	3					4				
大便情况		时间	数量	外观	原因		时间	数量	外观	原因
	1					2				
	3					4				
	5					6				
	7					8				
小便情况		时间	数量	颜色	原因		时间	数量	颜色	原因
	1					2				
	3					4				
	5					6				
	7					8				
脐带消毒情况	次数	时间	原因			次数	时间	原因		
	1					2				
	3					4				
睡眠状况	次数	起止时间	睡眠状况			次数	起止时间	睡眠状况		
	1					2				
	3					4				
洗澡抚触情况										
服用药物情况										
皮肤异常情况										
宝宝其他情况										

妈咪的宝贝日记

各位妈咪，请根据自己的心情随便涂鸦哦！

萌宝第3日

人家很娇嫩的，你们会照顾我吗？——宝宝的日常照料（二）

今日护理重点提示：

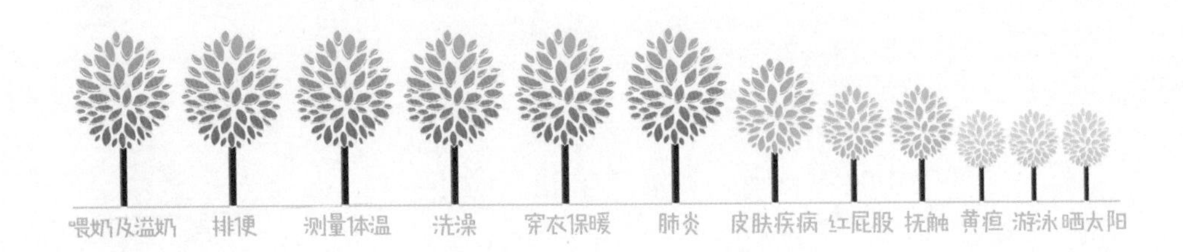

萌宝日记

虽然昨天时阿姨已经教了爸爸妈妈和奶奶姥姥一些日常护理我的方法，但是今天依然是手忙脚乱的一天。

爸爸的忙碌主要是由于要接送奶奶回家做饭，不过今天护士阿姨跟他们说医院可以提供月子餐，如果时间紧张完全可以订月子餐，爸爸立马就给妈妈订了，妈妈吃饭的问题解决了！

奶奶今天来的时候给我带来一个小枕头，说是垫在我头下面睡觉更舒服。时阿姨看见了就跟奶奶说："阿姨，皮皮现在还不需要枕枕头，新生儿的颈椎是直的，还没有形成我们成人正常的生理弯曲，你给他垫上枕头他反而更不舒服。"奶奶说："皮皮的爸爸和姑姑一出生就枕枕头了，现在不也都好好的吗？"时阿姨见说服不了奶奶，就跟爸爸说："皮皮爸爸，你用手机上网查一下看专家都是怎么说的。"爸爸就拿出一个小盒子认真地看啊看啊，看完就跟奶奶说："妈，时姐说的是对的，新生儿确实没必要枕枕头，专家们都这样说。你这个枕头啊我们可以过几个月再用。"

奶奶听了就不再坚持了。

今天我睡醒了以后，听爸爸说，在医院里就可以给新生儿游泳，所以他想带我去试一下，"游泳？不知道啥感觉，试试就试试吧，反正我现在也做不了自己的主。"我心想。过了一会儿爸爸就带我去了游泳室。哇哦，里面好多小朋友啊，都在水里面游啊游，看着挺好玩的。护士阿姨给我戴上颈圈以后把我也放到了水里，"哦，这个感觉跟在妈妈肚子里好像啊。"我觉得很舒服很舒服，闭上眼睛，好像又回到了妈妈肚子里那个平和、安静、安全的地方。我听到爸爸说："皮皮，睁开眼睛，爸爸给你拍照呢。"可是我的眼睛就是睁不开，谁还要拍照啊，当然要先美美地睡一觉啦。

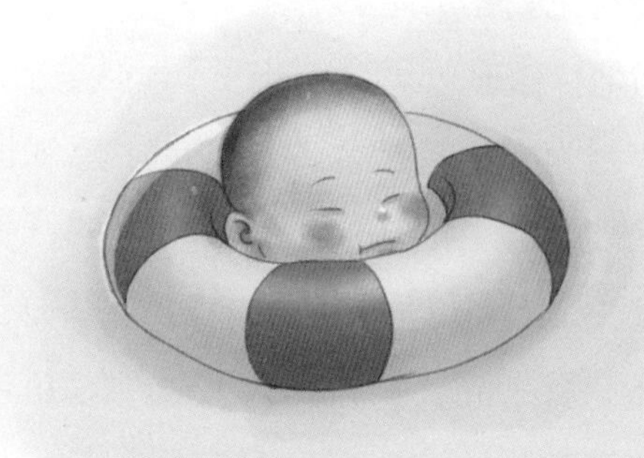

时大姐讲故事

在对新生儿的日常照料当中，有的虽然只是些小细节，但是如果护理不当也会对宝宝产生很大的影响，比如是否应该给孩子戴手套。开心是一个好动的小男孩，最直接的表现就是他总是把自己抓得"头破血流"，脸上这里划一下，那里抓一个小口子，护理起来难度挺大的，要经常看着他，因为一不小心他就又划了自己一下。有的时候他狠狠抓住自己的头发，把自己都给疼哭了可是还是不知道松手，我就摁住他的手不让他动，慢慢地他的手就松开了。一天早上我去上班，开心的姥姥很得意地跟我说："看我给我外孙子买了个好玩意儿。"我一看，原来她给开心买了副手套，有了这副手套，开心确实不会把自己的脸抓破，也不撕自己的头发了，可是他同时也丧失了用手感知世界的机会，这对一个对世界充满好奇的新生儿来说是多么大的损失啊！我就跟姥姥说明道理，姥姥听了似懂非懂，但是没有坚持给开心戴手套。护理像开心这样的宝宝确实比较累，因为不知道他什么时候就会“出手”，但是千万不要用戴手套的方法给自己行方便，因为宝宝特别需要用他的手感知世界。宝宝其实有着很强的自我修复功能，脸上的伤痕很快都会好的，长大了是不会留下疤痕的，一般到宝宝一个多月以后，他就会知道拽头发疼而不会再拽了。

还有就是混合喂养和人工喂养的宝宝一定要注意奶和水的冲调比例。2010年我接了一个宝宝，名字叫畅畅，我去的时候畅畅已经满月了，和我们前面提过的阳阳一样，畅畅之所以出了满月才找月嫂也是因为体重增长不足。畅畅又瘦又小，根本不像出满月的孩子，倒像个早产儿。畅畅妈妈说畅畅是足月出生的，那时体重有六斤多，由于特殊原因，畅畅妈妈生了畅畅以后没有亲自照顾他，而是让奶奶照顾。没成想照顾了一个月以后不但没长斤两，反而还瘦了两斤，现在只有四斤多了。而且畅畅不停地拉肚子，发低烧，医生都下了病危通知书，刚刚才抢救过来，畅畅的妈妈这才着急请月嫂。我去了以后马上就发现了，问题出在照顾畅畅的奶奶身上，老人家给畅畅冲奶粉非常随意，不管奶瓶里倒多少水都是一勺奶粉，30毫升是一勺，60毫升还是一勺，90毫升仍然是一勺。就这样，畅畅喝了好多多余的水，胃液被冲淡了，影响了肠胃的正常活动，就拉肚子，而奶的摄入量太低，体重就不增长。我给畅畅严格按照奶粉的冲调比例喂奶，畅畅很快就不拉肚子了，第二个月体重增长了三斤。

时大姐实战护理法

一、新生儿基本护理技能

1. 抱宝宝

（1）托抱。一只手放在宝宝的脖颈部和头部，另一只手扶住宝宝的小屁股和腰椎。

（2）躺抱。臂弯形成80°角，把宝宝躺放臂弯里，然后自然地把他放到胸前。

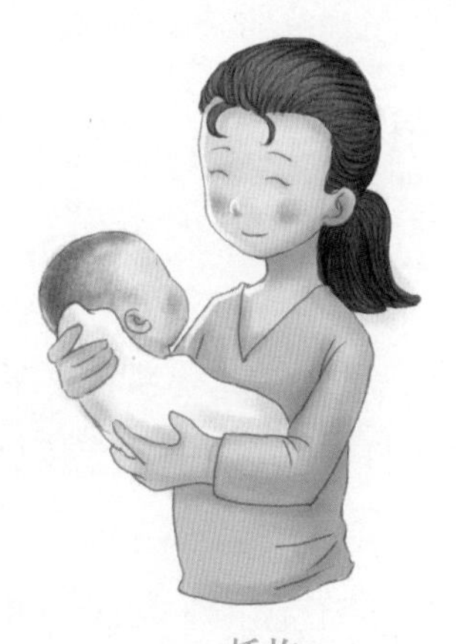

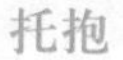

托抱

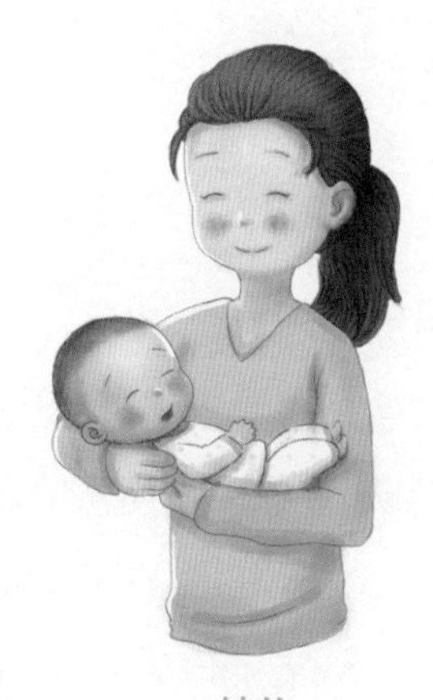

躺抱

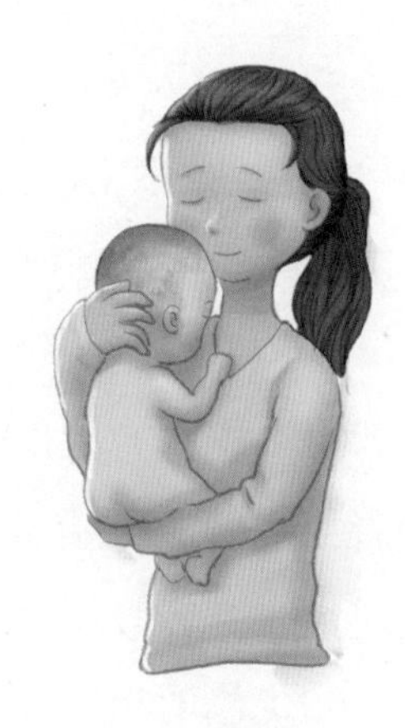

竖抱

（3）竖抱。用一只手撑住宝宝的头部和背部，另一只手抱住宝宝的屁股，护理者上身前倾，慢慢让宝宝头部侧趴在护理者肩上，然后再起身。由于新生儿身体比较柔软，颈椎、腰椎都还没有形成一定的生理性曲线，因此在抱的时候，主要应以托抱和躺抱为主，只有拍嗝的时候才能竖抱。

2. 宝宝哭闹的判断与处理

当宝宝哭闹时，首先要考虑宝宝饿了，需要喂奶。在喂奶前要先检查宝宝是否有拉尿现象，如果有，要先给宝宝更换尿布；如果没有，就把宝宝抱到妈妈那里吃奶。一般来说新生儿期间，尤其是前两周，大部分宝宝对拉尿不会表现出较大的不适感。

3. 宝宝睡眠

新生儿时期的宝宝，一般不需特别培养就能自动入睡，因此不要用抱、摇等人为的方法使其入睡，只需创造一个安静的睡眠环境即可。如果宝宝哭闹或因为其他原因不睡，家长可参考“萌宝第21日和第27日”相关护理知识。

4. 脐部护理

宝宝出生后医院一般都会对宝宝的脐部进行包扎，72小时后拆开，住院期间医院会统一为宝宝进行护理，出院之后由照看者护理。具体方法参考“照萌宝第13日”宝宝脐带护理。

5. 洗澡

住院期间医院会给宝宝洗澡，回家之后家长可以参见“萌宝第17日”宝宝洗澡的护理知识。

6. 皮肤及指（趾）甲的护理

（1）皮肤。大部分宝宝出生一周以后会脱皮，这属于正常现象，护理者只需要做到给宝宝每天洗澡、勤换洗衣服就可以了，如果宝宝皮肤出现炎症可参考“萌宝第23日”相关护理知识。

（2）修剪指（趾）甲。给宝宝修剪指（趾）甲要在宝宝睡着的时候，选择光线较好的地方，用指甲剪而不是指甲钳（指甲钳影响视线，会有一部分视觉盲区）为新生儿修剪指（趾）甲。注意不要剪得太靠里，因为新生儿的肉和指（趾）甲有的地方分离得不是很彻底。一般手指甲一周修剪一次，脚趾甲一个月修剪一次。

二、喂养

宝宝出生之后应该喂奶和一定量的水，具体方法参见“萌宝第4日”宝宝喂养的相关护理知识。

专家点评

细节决定成败，要把新生儿护理好，不但需要经验，更需要新父母们的细心和耐心。

护理新生儿须谨记以下禁忌：忌用塑料薄膜作婴儿尿布；忌拧捏婴儿脸蛋；忌让婴儿睡在大人中间；忌用成人洗衣皂洗婴儿衣服；忌剪婴儿眼睫毛；忌直接穿新衣物；忌久留婴儿头垢；忌拍打婴儿的后脑、后背；忌在婴儿卧室内摆放花卉；忌给婴儿洗澡过多。

宝宝日常生活记录表

这张表格不但可以详细记录宝宝的身体状况，还可以成为宝宝长大之后的留念，妈妈一定要仔细地帮宝宝记录哦！

日期		星期		气温		室温		湿度		体温	

哺乳情况		时间	数量	有无溢乳	备注		时间	数量	有无溢乳	备注
	1					2				
	3					4				
	5					6				
	7					8				
	9					10				

喂水情况		时间	数量	原因	备注		时间	数量	原因	备注
	1					2				
	3					4				

大便情况		时间	数量	外观	原因		时间	数量	外观	原因
	1					2				
	3					4				
	5					6				
	7					8				

小便情况		时间	数量	颜色	原因		时间	数量	颜色	原因
	1					2				
	3					4				
	5					6				
	7					8				

脐带消毒情况	次数	时间	原因	次数	时间	原因
	1			2		
	3			4		

睡眠状况	次数	起止时间	睡眠状况	次数	起止时间	睡眠状况
	1			2		
	3			4		

洗澡抚触情况	
服用药物情况	
皮肤异常情况	
宝宝其他情况	

妈咪的宝贝日记

各位妈咪，请根据自己的心情随便涂鸦哦！

萌宝第4日

终于吃到妈妈的奶啦！
——宝宝喂养护理

今日护理重点提示：

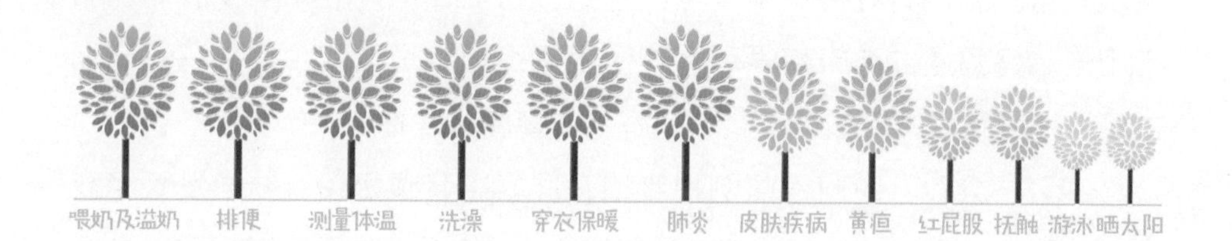

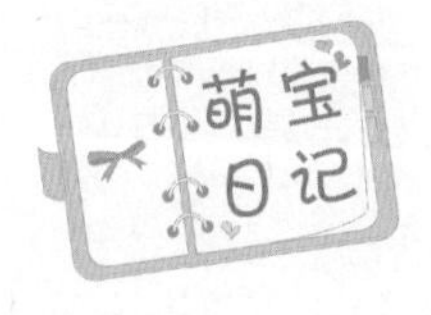

如果让我来评选出生以后最幸福的事，那莫过于吸吮妈妈乳房的幸福时光了。每当闭上眼睛吸吮妈妈乳房的时候我总有种错觉，好像又回到了妈妈肚子里。听着熟悉的心跳声，虽然脐带换成了乳头，但是跟妈妈之间独一无二的亲密感紧紧地包裹着我，真的好幸福。

不过这种幸福可不是一下子就得来的，我记得刚出生的时候我趴在妈妈的胸口，闻着妈妈身上熟悉的味道，特别想要吸吮妈妈的乳头，可是妈妈根本不知道我的需求。时阿姨来了以后提醒妈妈要让我早点接触妈妈的乳房，早吸吮、早刺激。妈妈这才知道，

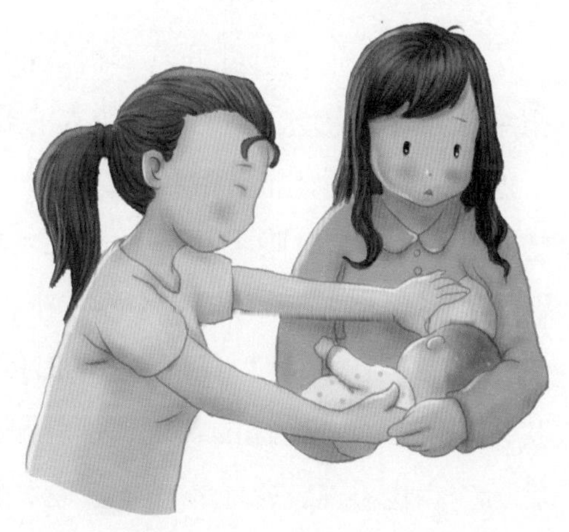

清洗了乳房以后，时阿姨把我抱到妈妈的身边，我的头一挨近妈妈的乳房，就闻到了一股特有的奶香味儿，我拼命去找妈妈的乳头，可就是找不到，找不到我就着急，"哇"的一声就哭了。时阿姨托着我的脑袋给我帮了个忙，终于，我找到了，我心满意足地大口吸吮起来。

今天，我像往常一样享受着我和妈妈特有的美好时光。我用尽力气使劲吸啊吸啊，与往常不同的是，以前妈妈的乳头里好像什么都没有，可是今天我好像吸到了什么，黏黏的，稠稠的，有点甜，哦，我知道了，是妈妈的奶。妈妈的奶真香啊，我大口大口地吸起来，我听到妈妈跟时阿姨说："皮皮好像吸得挺带劲呢。"那当然了，有吃的当然带劲了。当然，除了兴奋，我还有好多说不清楚的情绪，以前在妈妈肚子里，我们靠脐带相连，妈妈通过脐带把爱和营养源源不绝地输送给我，现在妈妈又通过乳汁把爱和营养传输给了我，妈妈，我真的好爱你哦。

过了一会儿，时阿姨照例把我抱开准备给我喂奶粉，结果发现了我嘴角的奶，她高兴地对妈妈说："皮皮妈妈，你看，你已经下奶了，皮皮已经吃到你的奶了。"妈妈惊喜地看了看我说："真的啊，皮皮，以后就吃妈妈的奶好吗？"我心里说："好呀好呀。"真的想跟妈妈亲密一点儿，再亲密一点儿。

时大姐讲故事

大家都知道，母乳的营养价值很高，优点也很多，大部分家庭都希望纯母乳喂养宝宝。但是，每个人的母乳条件都是不一样的，千万不要为了追求纯母乳而让宝宝饿肚子，宝宝一旦饿肚子就会哭闹不止，妈妈带宝宝就会特别劳累，晚上几乎不能睡，这样母乳就会更少，陷入恶性循环。

2006年5月，我接了一个女宝宝，她有一个很好听的名字叫蓝曼。不记得什么原因了，我去蓝曼家里的时候已经是她出生第7天了。去了之后，我发现宝宝有个奇怪的状况，那就是连续两天都没有大便，而且妈妈的乳房一点也不涨，孩子不停地要吃，恨不得24小时挂在妈妈身上，我怀疑妈妈母乳不足。到了第9天，我向蓝曼的妈妈说了我的推断，妈妈说奶奶跟她说这是孩子在“攒肚”。我说宝宝如果没吃饱，大便就是绿色的而且有酸味，你要不信我就给孩子通一通肛门看一下，妈妈将信将疑地同意了。我就用细棉签蘸着香油给蓝曼通了通肛门,蓝曼顺利地拉出了大便。不出所料，她的大便是绿色的、很稀，而且气味很酸很酸。我记得很清楚，奶奶一看到孙女的大便就哭了，她一直以为蓝曼在“攒肚”，殊不知这么多天一直在饿着孙女。我赶紧安慰老人：“没关系，我们加上奶粉，情况就会有好转的。”果然，加上奶粉后，宝宝的大便就正常了，一天至少有两次大便，而且晚上睡前加上奶粉，孩子不哭闹了，妈妈睡眠也好了，产奶越来越多，没出满月蓝曼就成了真正的母乳宝宝。

大家都知道，宝宝之间的个体差异是很大的，有的宝宝特别依恋妈妈的乳房，哪怕妈妈奶水很少甚至没有。但是也有的宝宝一看妈妈没有奶就不愿再吸吮妈妈的乳房,紫琴就是一个这样的宝宝。紫琴的妈妈是顺产，按说下奶应该挺快的，可是就是迟迟不来，空吸了三天以后，紫琴拒绝再吃妈妈的奶，有时候甚至往妈妈怀中一放，她就一直哭，也没有觅食反应。这对妈妈的影响就是压力特别大，5天以后，紫琴妈妈还是没有下奶，我心里也有点着急了，表面上虽然不动声色，但是一直想解决的办法。我一边鼓励妈妈，多给她熬下奶的汤，适当加点中药；一边每隔两小时就帮她推一次乳腺管，晚上让她拿吸奶器模仿孩子吸吮，多管齐下。到了第7天，她开始下奶了，可是紫琴还是不肯吸妈妈的奶。我们就想办法，多跟紫琴对话，尤其是妈妈，多跟紫琴交流，促进母女感情，在紫琴心情好的时候尝试让她吸吮妈妈的乳房，如果紫琴表现得很不情愿，就立刻停止。一次一次地尝试后,紫琴终于张嘴了。当她知道她这次的功夫没有“白费”以后,她就再也没有拒绝过妈妈的奶。到满月的时候紫琴长了两斤半，体重也达标了。

还有一种情况是纯母乳喂养的宝宝大便中奶瓣非常多，奶瓣多说明宝宝对母乳没有充分地吸收，一般来说一天到晚挂在妈妈身上的宝宝容易这样。

Amy的妈妈是顺产，三天之后下奶。可能一开始奶水不算太多，宝宝吃不饱，所以老想吸，一般都是吸着妈妈的奶睡觉。我发现宝宝的大便不太正常，里面奶瓣很多。我就先从改善妈妈的月子餐开始，降低油分，只炖鱼汤、公鸡汤、鸽子汤这些清淡的汤，饮食以青菜、面条和馒头类比较软和的食物为主，肉类也吃得比较少。可是我发现Amy的大便还是没有改善。我觉得Amy这样整天挂在妈妈身上吃奶的习惯不太好，这样奶水没有充分的时间消化。那怎么办呢？我就尝试着给她加白开水，一次最多20毫升，吃完之后一般可以顶一个小时，这样妈妈也可以得到比较充足的休息。过了几天之后我发现Amy的大便明显变好了，所以说纯母乳喂养需不需要喂水，要看孩子的实际情况决定。

还有一种情况是宝宝出生以后因为没有及时吸吮妈妈的乳房，造成宝宝不再接受妈妈的乳头。记得在2013年4月我接了一个叫天天的宝宝，天天出生以后觅食反应很强烈，大哭大叫想找乳头，但是妈妈是剖腹产，当时还没有出手术室，奶奶就给天天冲奶粉了。这一喂，天天就再也不认妈妈的乳头了，饿了的时候让他吃妈妈的乳头他就哭，给他奶瓶他就高兴了，简直把奶瓶当成了亲妈。我觉得这样不行啊，还是得让孩子吃妈妈的奶，这个过程虽然很麻烦，也很累，但是家长要坚持给孩子改过来。我的方法就是给宝宝换吸奶的姿势，看他喜欢哪个姿势，最后各种姿势都试了，发现他喜欢肚皮着地趴着吃。我们就小心翼翼地用这个姿势给他吃，不过这些非常规姿势不能常用，孩子吃习惯了以后要慢慢给他调整。还有，即使用奶嘴给他吃奶，我让他吃的仍然是从妈妈乳房里推出来的奶，这样他会更熟悉妈妈的味道。不过天天喝完妈妈的奶以后总是还要闹一阵儿，我就在奶瓶里给他装点水让他喝两口，神奇的是他马上就高兴了。对宝宝特别喜欢的东西我们不能强硬地拿走，要让宝宝的心理有个适应过程。

时大姐实战护理法

一、新生儿喂养基本方法

1. 母乳喂养

（1）母乳喂养的准备工作。喂奶前应先洗手并将乳头清洗干净；母亲如有呼吸道疾病，喂养时应戴口罩；如乳房上皮肤有破裂或炎症，严重时可以带乳头保护罩或者用吸奶器吸出来喂，如十分严重咨询医生后根据具体情况决定是否继续哺乳。妈妈擦拭乳房的手巾，每天都要高温消毒至少一次，擦拭时用温开水蘸擦，保证宝宝的入口干净。

（2）第一次母乳喂养的时间。在宝宝刚出生的半小时内对母乳的要求是最强烈的，也是吸吮反应最强烈的时候。因此，在第一时间要早开奶、早吸吮、早接触，这样不但有利于妈妈泌乳、子宫收缩，还有助于增加母子感情。再就是，虽然妈妈还没有产奶，但乳腺管里会有一些凝液和菌类，有助于提高宝宝的免疫力，防止宝宝过敏。

（3）日常母乳喂养的推荐时间。母乳喂养原则是"按需喂养"，即宝宝饿了就喂，妈妈感觉奶涨了就喂；白天多喂，夜间少喂。如果后半夜宝宝不醒来要奶吃（不超过四小时），妈妈不必把熟睡的宝宝叫醒喂奶。

（4）妈妈喂奶的正确方法。正确的喂奶姿势是：宝宝和妈妈胸贴胸、腹贴腹，宝宝下颚紧贴妈妈乳房、前颚和鼻部尽量远离乳房，宝宝含住妈妈大部分乳晕和乳头，这样宝宝食道伸直了，不但容易吸吮，也有利于呼吸。

在顺产的情况下：

一种是侧卧位。妈妈身体侧向一边，胳膊打开，胸送出来，身体舒展，不要呈虾米状，把乳头送到宝宝嘴里。

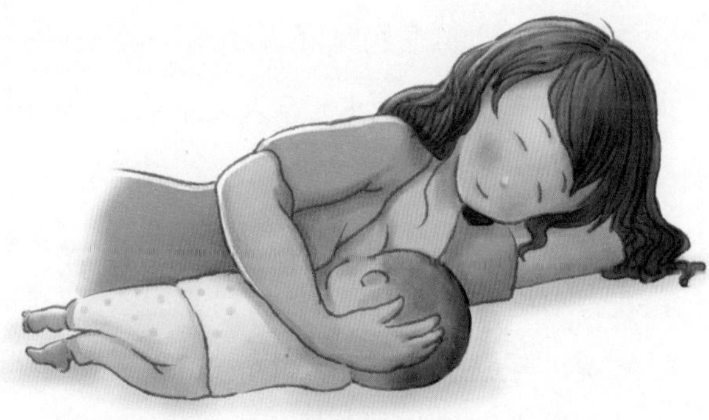

顺产侧卧位

另一种是坐位。让

宝宝躺在妈妈一边胳膊的臂弯中面对妈妈，另一只手的拇指和食指呈“大C”状托起乳房，然后变换手指，用食指和中指在乳晕处呈剪刀状把乳头送到宝宝嘴里。须要特别注意的是宝宝出生一周内不适合坐位。

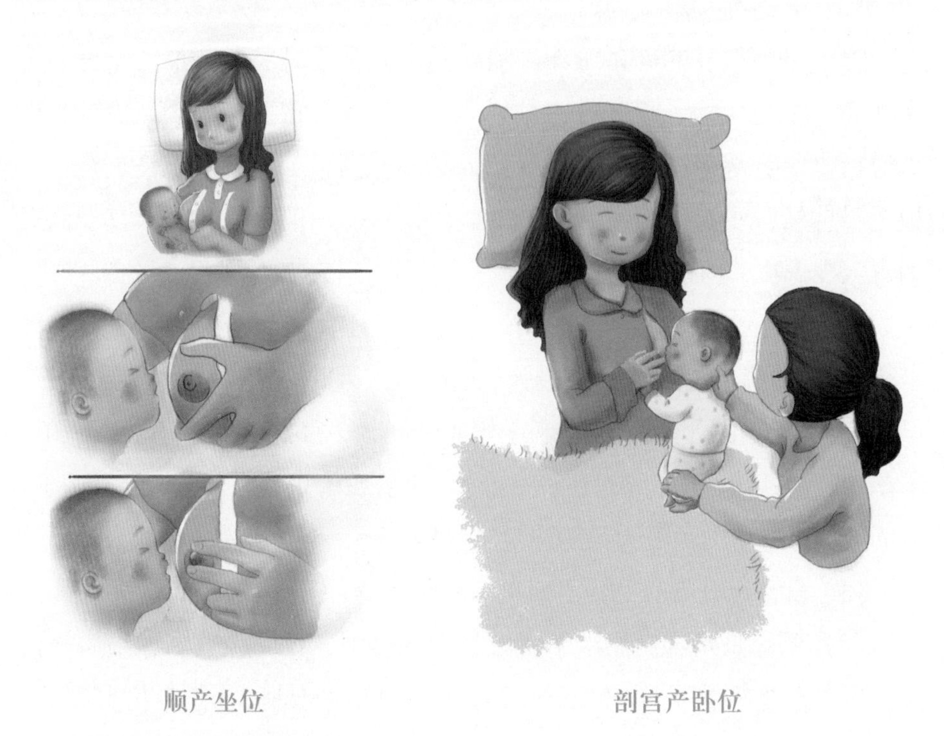

顺产坐位　　　　剖宫产卧位

在剖宫产的情况下：

妈妈平躺，另一人一手托住宝宝头部，另外一只手抓住宝宝腿部，把宝宝的嘴送到妈妈乳房处，让宝宝顺利含到乳头。

（5）母乳的下奶时间说明。一般来说，顺产3天左右下奶，早的第2天就有奶了；剖宫产4 ~ 5天会下奶，早的第3天就会下奶。

2. 混合喂养

混合喂养要充分利用有限的母乳，尽量多喂母乳，如果宝宝吃完母乳或者刚吃完半小时还哭或者张嘴找，这个时候要考虑添加配方奶粉。一般来说，等到满月或42天以后，很多母亲母乳就会比较充足，就可以停掉配方奶或只在宝宝临睡前加一顿配方奶，以利于宝宝睡眠。

3. 配方奶喂养

（1）配方奶喂养的准备工作：

一是购买质量过硬的奶瓶、奶嘴和奶粉。奶瓶最好是玻璃质地的；奶嘴一定要选择新生儿专用的S号或SS号奶嘴，有些品牌的奶瓶配套的奶嘴不是新生儿专用的，家长需要另外购买；奶粉要选用一阶段的奶粉。

二是做好奶具的消毒工作。宝宝的奶瓶、奶嘴每天要保证至少高温消毒一次，平时可以洗干净以后用开水烫一下。

（2）配方奶的冲调。奶粉因为产地和品牌的不同，需要的水温和配比不尽相同。大多数品牌的奶粉是先在奶瓶里放好38℃～40℃之间的水，每30毫升水加一平勺奶粉，然后顺着一个方向摇匀。日本的明治奶粉则是先放奶粉，然后再倒沸水去冲；而德国特福芬要先放好50℃的水，然后再加入奶粉用力晃。家长们要仔细看清说明书。

（3）配方奶的试温。给宝宝冲好奶粉以后一定要试温，滴在我们的手腕内测试一下温度，如果滴出来的奶是温的，那么宝宝吃着就没问题。如果宝宝暂时没有吃完全部的奶，过了一会儿还需要吃，一定要注意再加温至38℃～40℃。

（4）第一次喂配方奶的数量。宝宝出生没多久，一般来说给宝宝喂7毫升左右的奶粉就够了，宝宝刚出生时胃容量只有这么大，然后随着宝宝的增长适当增加奶量。需要注意的是，如果想让宝宝纯母乳喂养，那么配方奶的数量增加不要过快，应以母乳为主。

（5）日常喂奶的推荐喂养时间。一般来说每2～3个小时给宝宝喂一次奶粉，两次奶粉之间可以喂点水，水量为奶量的一半。有的宝宝胃口比较大，一顿能喝比较多的配方奶，喝奶间隔时间可以延长到3小时一次，每天7～8次。有的宝宝胃口较小，一次奶量小，喝奶间隔时间最好在2小时一次，每天10次以上，晚上喂奶一般不要超过4个小时。如果宝宝总是睡觉，不起来喝奶，在新生儿出生的第一周和黄疸比较严重的时期需要把宝宝叫醒喂奶，以保证宝宝的营养，其他时候可以不叫醒。

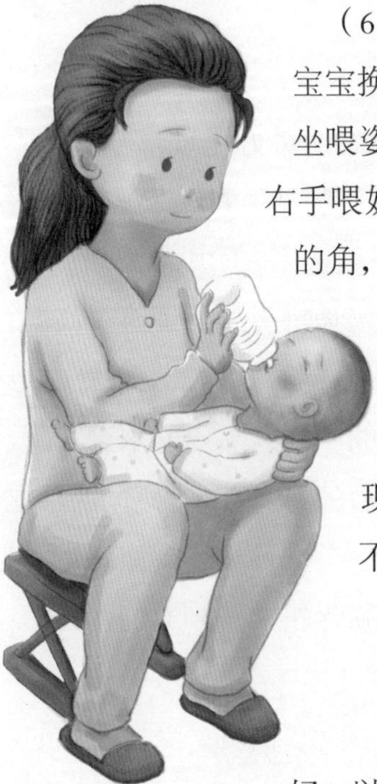

（6）喂奶姿势和奶瓶角度。在喂宝宝之前，先给宝宝换好干净的尿布，再给宝宝垫好围嘴，可以采取坐喂姿势，左手抱着宝宝，上半身稍微抬高到30度，右手喂奶。喂的时候，奶瓶和宝宝的面部大概呈95度的角，奶瓶的奶嘴处一定要充满奶液，这样可以避免宝宝吸入大量空气，造成腹胀、打嗝、溢乳、排气多、吸吮疲劳等问题。

（7）配方奶的保存时间。建议最好现喝现冲，如果有大量剩余宝宝暂时不喝，放置时间不要超过一小时。

二、阳光大姐独门喂养技巧

1. 喂奶的时间

虽然我们提倡新生儿越早吸吮妈妈的乳头越好，以帮助妈妈早开奶，但是并不是吸吮的时间越长越好。由于生产早期妈妈未下奶，乳头皮肤较为娇嫩，加上宝宝吸吮力气较大，吸吮时间过长，妈妈会觉得乳头疼痛，这种信息传递到大脑里会影响泌乳素的分泌，反而不利于下奶。所以在妈妈下奶之前，宝宝吸吮的时间每一侧乳房应该控制在5 ~ 10分钟较好。

2. 奶粉的配比

新生儿在出生的前几天里，由于妈妈没有下奶，都是需要喝配方奶粉的。要注意初次给宝宝冲奶粉的时候，不要按照正常比例冲调，而要冲得稀一点，比方说30毫升水本来应该配一平勺奶粉，但是为了让宝宝更好地吸收和消化，我们可以给他配三分之二勺奶粉。那什么时候调成正常比例呢？这需要家长观察宝宝的大便。如果宝宝大便中奶瓣较少或者没有，这样慢慢地就可以把宝宝的奶量调至正常，因为长时间的奶量过稀或者奶量过稠会造成宝宝营养不良或者营养过剩，所以宝宝消化好了以后，一定要严格地按配比来冲奶。

3. 溢奶和吐奶的解决

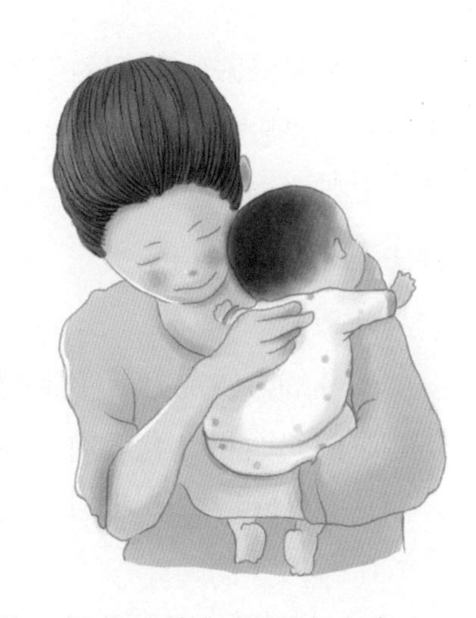

新生儿在出生早期，即前二十天左右，由于小宝宝的胃比较浅，并且食道下三分之一的环状括约肌未发育完全，喂奶后胃部胀大产生压力，括约肌的收缩强度又不足以阻止胃部食物回流，宝宝往往会出现溢奶的现象，即少量奶液从宝宝嘴角溢出。解决溢奶的最佳方法就是在每次宝宝喝完奶以后都给宝宝拍嗝。

拍嗝的具体方法:一种方法是把宝宝竖抱，把他的头部搭到大人肩上，另一只手呈空心掌，从他的腰际开始拍，一直拍到上面的脖颈部的位置；还有一种方法是把宝宝放到臂弯当中，左胳膊抱着宝宝，让宝宝面朝拍嗝者，也可以头微高一点，右手呈空心掌从腰际一直拍到脖颈处。对于那些不敢竖抱宝宝的父母来说，可以选择这个方法。拍出嗝来以后，可以把宝宝右侧位放下，右侧卧位有助于宝宝的消化和吸收，也能及时地让奶液流出来。

另外，提醒各位家长，如果宝宝刚刚哭完，不要急着给宝宝喂奶，要在喂奶前给宝宝拍一次嗝。因为宝宝哭闹胃里肯定吸纳了很多空气，这个时候给宝宝喝奶一是根本喝不了多少，二是如果不把气排出来，气可能会顺着胃往下走进入肠道，造成宝宝肠道的一些不适，引致肠胀气、肠痉挛之类疾病的发生，陷入恶性循环。

一般来说，新生儿到二十天之后才会出现吐奶的问题，如果您的宝宝在早期就出现吐奶现象，请参见“萌宝第25日”宝宝吐奶的处理方法。

4. 喂水的问题

混合喂养和奶粉喂养的宝宝都需要喂一定量的水，这是没有争议的。但是在纯母乳喂养的宝宝究竟应不应该喂水这个问题上争议较大，一部分人的观点是不需要喂水，但是我个人认为纯母乳宝宝喂不喂水不能一概而论，而是要根据每个宝宝的情况：仔细观察宝宝的大便，如果大便很正常那就不需要喂水，如果宝宝大便经常有奶瓣，消化不好，我们就可以考虑给宝宝喂一定量的水并延长喂奶时间，让宝宝充分地消化奶水；还有一个办法是，观察宝宝的舌头，如果舌苔比较厚，也可以考虑给宝宝喂点水。

5. 避免乳汁淤积

哺乳的时候最好让宝宝把妈妈一边乳房吸空后再换另一边乳房，以防剩余的奶淤积在乳房内形成肿块。如一边乳房一次喂饱后仍有多余的乳汁，则最好将其挤掉，以促进乳房的正常泌乳并避免乳汁淤积或感染。

6. 早产儿的哺乳

早产儿因为先天不足，更需要摄取母乳中的营养成分。在喂养量的把握上，要注意胎龄越小、体重越轻的，每次的喂养量越少，间隔喂养的时间也应缩短，同时也要关注宝宝有无胀肚、呕吐等情况。

7. 宝宝混淆母乳与奶瓶的纠正方法

（1）传统的方法。如果宝宝将母乳与奶瓶混淆，那就停止给宝宝喂奶粉，把妈妈的奶吸出来放到奶瓶里喂给宝宝，让宝宝熟悉妈妈的奶。熟悉几次以后奶瓶里只给宝宝放水，让宝宝知道奶瓶里是没有奶的，在这期间要不停尝试让宝宝吸吮妈妈乳房，如果宝宝很排斥就立即停止，直到宝宝愿意吸吮。一般来说只要宝宝愿意张口吸吮妈妈的乳房，就会很快爱上妈妈的奶。

（2）医院的方法。现在很多医院为了防止宝宝将母乳与奶瓶混淆会采用针管喂奶的方法，妈妈们也可以借鉴。哺乳前用奶瓶冲调好奶粉，把调好的奶粉吸到针管里，宝宝吸吮妈妈乳房的时候把针管的小细管顺着宝宝的嘴角插入其口中，母乳、奶粉同时吃，这样的宝宝只会认妈妈的奶，不会认奶瓶。

8. 判断宝宝是否吃饱的方法

（1）看宝宝的睡眠时间。宝宝每次吃完奶以后睡眠时间最少能达到半小时可视为吃饱。

（2）看宝宝的尿量。宝宝白天能尿6~8次，可视为吃饱。

（3）听宝宝吞咽的声音。如果能听到宝宝有节奏的“咕咚”声说明宝宝吃奶较多；如多次吸吮才咽一次，说明母乳不足。

（4）看宝宝体重增长情况。正常新生儿每天的体重增长为30~50克。

（5）看宝宝吃完奶的表现。如果吃完奶宝宝有很明显的满足感，说明宝宝吃饱了。

9. 如何中断喂奶

如果想中断宝宝吃奶而宝宝仍然不想松口，可以压一下宝宝的下巴，宝宝就会自然张开嘴巴。

专家点评

新生儿的喂养是门很大的学问。建议出生后母乳喂养越早越好。如果妈妈暂时没有分泌乳汁，也应尽量让新生儿吸吮乳头，以促进乳汁分泌，并增进母婴感情利于母体因分娩造成的产后伤口的愈合。哺乳的时候采取正确的姿势，且最好是一边乳房吸空喂饱后下一次再换另一边乳房，不需太讲究定时，每次以吃饱吃好为原则，即宝宝吃奶后不哭不闹，且体重正常增长。

宝宝日常生活记录表

这张表格不但可以详细记录宝宝的身体状况，还可以成为宝宝长大之后的留念，妈妈一定要仔细地帮宝宝记录哦！

日期		星期		气温		室温		湿度		体温
哺乳情况		时间	数量	有无溢乳	备注		时间	数量	有无溢乳	备注
	1					2				
	3					4				
	5					6				
	7					8				
	9					10				
喂水情况		时间	数量	原因	备注		时间	数量	原因	备注
	1					2				
	3					4				
大便情况		时间	数量	外观	原因		时间	数量	外观	原因
	1					2				
	3					4				
	5					6				
	7					8				
小便情况		时间	数量	颜色	原因		时间	数量	颜色	原因
	1					2				
	3					4				
	5					6				
	7					8				
脐带消毒情况	次数	时间		原因		次数	时间		原因	
	1					2				
	3					4				
睡眠状况	次数	起止时间		睡眠状况		次数	起止时间		睡眠状况	
	1					2				
	3					4				
洗澡抚触情况										
服用药物情况										
皮肤异常情况										
宝宝其他情况										

妈咪的宝贝日记

各位妈咪，请根据自己的心情随便涂鸦哦！

5

萌宝第5日

咦，我怎么变成小黄人了?!
——宝宝黄疸护理

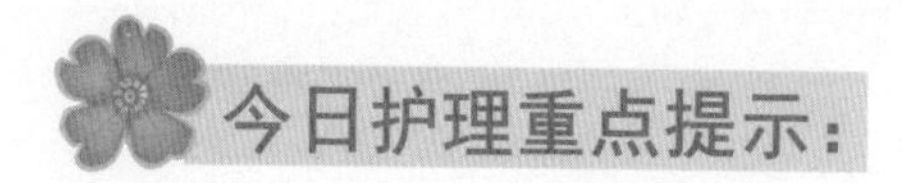

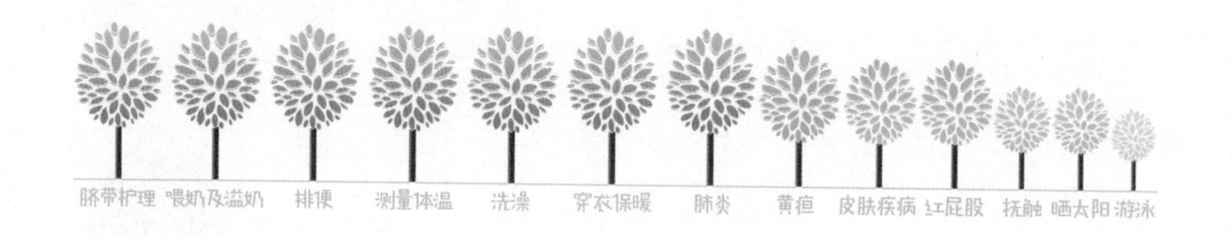

萌宝日记

昨天终于喝到妈妈的奶啦，虽然妈妈的奶还不是很多，不过晚上我醒来之后喝一点妈妈的奶基本就够了，再也不用一会儿被抱到妈妈身边，一会儿被抱到爸爸身边了，所以昨天晚上我美美地睡了一觉。爸爸今天也精神多了，看来不用“折腾”我，他也睡了一个好觉，能不能自我表扬一下呢？我是不是很乖呀。

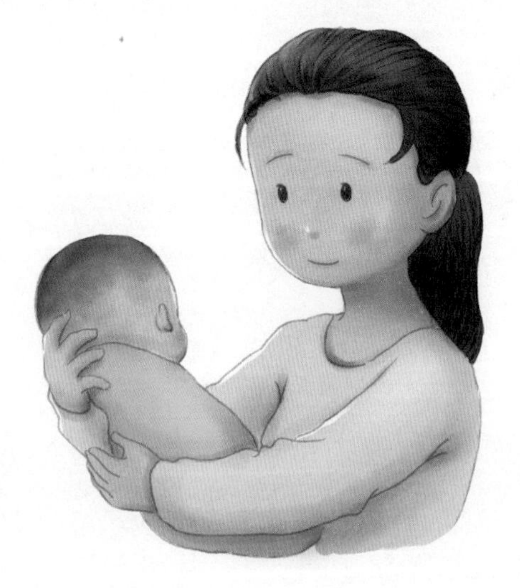

不过，情况好像没有我想像的那么乐观，时阿姨昨天盯着我的眼睛看了半天，我听到她跟妈妈说：“皮皮要开始出黄疸了。”什么是黄疸啊？我听不懂，不过看样子他们都挺紧张

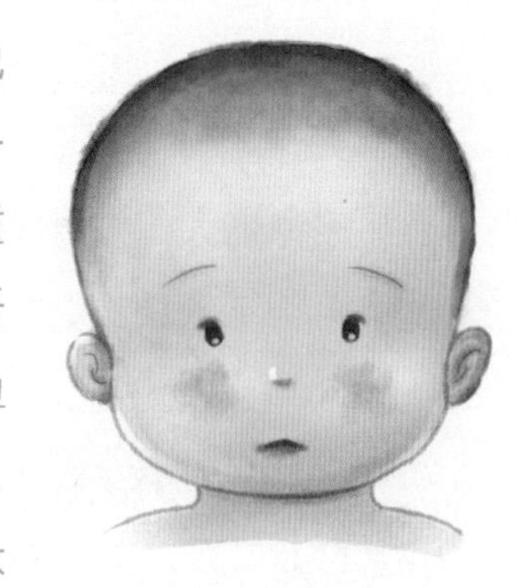

的。今天时阿姨一来就马上来看我，她仔细地看了我的脸，还把我的小手小脚都仔细看了一遍，然后她又跟妈妈说："皮皮的黄疸开始严重了，你看他的小脸都已经是浅黄色了。"妈妈听了赶紧过来看我，她一边仔细地打量我，一边点头，嘴里说着："好像是的，是要比昨天黄一些，时姐，怎么办呢？""皮皮妈妈，你放心，绝大部分新生儿在出生两到三天内都会出黄疸，在四到七天达到高峰。皮皮从昨天开始出黄疸是正常的，这种黄疸大部分都是生理性的，一个礼拜之后症状就会逐渐减轻，不过在这个过程中我们需要多给孩子喂奶喂水，促进孩子排泄，这样黄疸会好得快一些。"听了时阿姨的话，妈妈放心了很多，我心想不就是黄疸吗，有那么可怕吗？

妈妈跟时阿姨今天总是给我喂奶，吃完妈妈的奶还要喝奶粉，我一开始还挺爱吃的，后来觉得有点饱，就不配合了。时阿姨对我说："皮皮，你本来是一个白白净净的小帅哥，可是现在都变成一个小黄人了，阿姨觉得没有昨天好看了，你是想当小帅哥还是小黄人啊？""我现在变成小黄人了吗？"我想了想，黄黄的是不怎么好看，我还是乖乖喝奶吧。

喝了这么多奶，我可是非常不客气地尿了五泡尿，拉了两次屎，奇怪的是时阿姨看我拉了尿了反而很高兴，一边给我换尿布一边对我伸出大拇指夸奖我呢。原来受到表扬这么容易啊，那我以后多吃、多拉、多尿不就行了吗？看来，黄疸也没有想像中可怕嘛。

时大姐讲故事

其实，绝大部分新生儿都会出现生理性的黄疸。黄疸如果好好护理一般问题都不大，但是有的家庭里某些成员对黄疸以及新生儿喂养存在着一定的误区，就会贻误护理的最佳时机。

萌萌是一个小女孩，2014年3月份出生。我赶到医院的时候已经是萌萌出生的第二天，在给她做身体检查的时候我发现她的鼻梁处已经开始出现黄染，我就判断她已经开始出黄疸了。我问萌萌的妈妈有没有给萌萌吃过东西，妈妈说就在前一天夜里给她喂过一次母乳，奶粉和水都没有喂过，因为孩子的奶奶说孩子出生是“自带三天粮”的。我说：“这样不太合适，你刚刚开奶，奶水并不是很多，孩子的黄疸又出得比较早，如果不及时把胆红素排泄出来，孩子的黄疸会越来越严重的。”孩子的姥姥当时也在，她非常不愿意孩子喝奶粉，一直要求孩子继续吃妈妈的奶。我没办法，只好把孩子抱到妈妈那里，但是孩子根本没有任何反应，见到妈妈的乳房也不激动，也不找奶喝。我就更担心了，又询问了孩子的排泄情况，妈妈告诉我萌萌几乎没有小便过，虽然新生儿在前三天小便量会比较少，但是不会少到没有，这说明萌萌非常急切地需要进食了。我就说：“无论如何，要让孩子先吃点东西。”我就给萌萌冲了点奶粉，我把奶嘴放到萌萌嘴里，萌萌含着奶嘴一动也不动，以我的经验判断她已经过了最佳的喂奶时间，胃里什么东西都没有，胃肠也不蠕动了，她已经对饿感到麻木了。万般无奈之下，我只好又尝试着用小勺给她喂，还好喂到她的嘴里之后她还知道往下咽。就这样，我给她喂了20毫升的奶。放下奶瓶大约半个小时，她又张嘴要。为了刺激妈妈泌乳，我先让她吸吮妈妈的乳头，吸吮了5分钟左右，我就又给她喂了10毫升的奶粉。那天下午萌萌还是没有尿尿，只拉了一点，是墨绿色的胎便，一看就知道胎便还没有排空。我只好奶粉和水交替着一直给她喂。

萌萌出生的第三天，我赶到医院，发现她的黄疸更严重了，面部、脖子和四肢都开始发黄，而且发展得很迅速。虽然我已经给她喂了不少奶和水，但是她的排便情况仍然不好。到了第四天，萌萌才开始排泄一些过度便，就是从墨绿色的胎便向黄色的正常便过渡的大便，颜色开始发黄。由于萌萌的黄疸情况一直加重，询问医生后，医生建议我们给萌萌吃点退黄的药物。用药之后按说孩子应该会增加排便次数，但是萌萌还是一天只有一次大便，只不过颜色从黄色变成了草绿色，就是药物的颜色，喝了药之后萌萌的黄疸不但没有减轻，反而加重了。到了第七天，她的手心、脚心都已经发黄了，我就向妈妈建议带萌萌到医院就诊。家里的老人对此不以为然，她们认为孩子出黄疸是正常情况，没必要太当回事。我只好要求社区大夫来看看孩子的情况，社区大夫来了之后一看萌萌的情况就说要马上就医，这时家里人才同意去医院检查。医生检查完认为萌萌之所以黄疸情况这么严重跟胎便排出太晚有很大的关系，最后萌萌被医生留在医院蓝光照射了六天。家里的老人这时才感到非常后悔，觉得用陈旧的育儿观念来带宝宝，最后的结果就是耽误了宝宝。

一般来说14天之后黄疸没有退，就要考虑母乳性黄疸的可能，这时可以适当地停停母乳，添加奶粉。

另一个故事的小主人公叫童童，是个男孩，妈妈下奶很及时，童童就一直纯母乳喂养。但是童童出生后两周，本来应该消退的黄疸不但没有退反而更加严重了。我推测童童的黄疸是母乳性的。于是我向童童的家人建议停掉母乳试试，但是他们都不愿意。正好那天社区大夫来了，大夫跟我的观点一致，还对童童的家人说黄疸如果不退会引发炎症，严重的话可能引发肺炎，要住院治疗。在这种情况下，童童的奶奶终于同意暂时停掉母乳，改喂配方奶粉。三天之后童童的黄疸情况明显减轻，喂了一个星期之后，童童的黄疸已经差不多好了。这个时候恰逢春节，我放了几天假，回来之后却意外地发现童童的黄疸又反复了。我问妈妈才知道，原来这几天他们以为童童的黄疸已经没事了，所以又给童童喂了母乳。我再一次给童童停了母乳，过了一个星期左右童童的黄疸才彻底消退。

我在这里还要提醒各位家长，宝宝出生一个礼拜以后黄疸情况没有减轻反而加重，应该让社区大夫上门给孩子测一下黄疸指数，以确定孩子是否需要药物治疗，否则很有可能耽误宝宝的治疗时机，反而让孩子多受罪。

2007年6月我接了一个女宝宝，名字叫萱萱，萱萱的妈妈就是医院的护士，我是妈妈出院之后才到她家里去的，那时萱萱已经出生5天了。去了之后我发现萱萱的黄疸挺严重的，但是妈妈说她和爸爸都是A型血，不会出现溶血的问题，让我不用管。到了萱萱出生的第10天，我感觉她全身都已经是暗黄色的了，看着一点生气都没有；正常的宝宝吃了奶应该是皮肤发亮才对啊。我就力劝萱萱的妈妈去医院看看。结果大夫一看，就说抓紧住院吧，虽然父母血型没有问题，但是不排除个体差异，先去验个血吧。当时是我抱着宝宝进去验的血，验血要把孩子的头朝后仰着，把脖颈部露出来抽动脉血，孩子非常受罪，当时孩子哭，我也哭了，出来就忍不住埋怨萱萱的妈妈耽误孩子治疗。验血的结果是孩子的胆红素都高达22个值了，属于特别严重的情况。看到结果，萱萱的妈妈也非常后悔。后来，萱萱在医院住了五天院，天天照蓝光，黄疸才慢慢消退。

在我十几年的月嫂工作经验中，病理性的黄疸还真是不多见，其实病理性黄疸主要是由于父母血型所导致的溶血问题，如果妈妈是O型血，爸爸是B型或者AB型出现这种情况的可能性最大。我在2010年接过一个叫蓉蓉的宝宝，她一出生我就赶到了医院，孩子大约出生四小时以后，我就发现她的小脸开始发黄，在我接触的孩子中出黄疸出得这么早的还真是不多见。我赶紧跟蓉蓉的爸爸妈妈说明了情况。他们请来了医生，医生一看就说要进儿科，可能是病理性黄疸。蓉蓉在温箱里住了半个月，每天蓝光照射12小时，而一般生理性黄疸严重的孩子每天也就照射8个小时。蓉蓉妈妈的血型是O型，爸爸是AB型，蓉蓉就有溶血现象，导致了病理性的黄疸。病理性黄疸一般在宝宝出生24小时以内就会开始出，家长一定要注意观察，不要贻误治疗时机。

时大姐实战护理法

一、黄疸出现的原因

80%的足月新生儿出生后2 ~ 3天会出现生理性黄疸，主要原因有两方面：一是新生儿胆红素代谢的特点所决定，胎儿出生后由于血氧分压突然升高，红细胞破坏很快，产生较多胆红素，而新生儿肝酶活力低，无法清除过多的胆红素，因而发生黄疸；另一方面，母乳里的某些成分刺激宝宝出黄疸。

二、黄疸的表现

新生儿皮肤呈浅黄色，巩膜（白眼珠）以蓝为主微带黄色，尿稍黄不染尿布，小儿并没有什么不适。一般出生后4 ~ 6天黄疸最明显，一周左右消退，早产儿、低体重儿大约90%可见生理性黄疸，且黄疸出现较早，程度也比足月儿重，消退时间比较晚，一般长于三周。

三、黄疸的护理

1. 观察与记录

每天仔细观察新生儿巩膜、皮肤、黏膜、手脚心颜色变化及新生儿精神状况并做好记录。

2. 一般情况下黄疸的护理

如果发现新生儿巩膜、皮肤或黏膜发生黄染，而睡眠及精神状态良好，吃奶正常，大小便正常，产妇可以适量增加自己的液体摄入，使新生儿得到足量水分改善代谢，如果黄染轻微，可继续母乳喂养。

若新生儿黄疸逐日加重，除巩膜、皮肤及黏膜外，手脚心亦出现黄染，但精神良好，吃奶及大小便无明显异常，则建议停止母乳喂养2 ~ 3天，待黄疸减轻后再继续母乳喂养。

3. 须就医的情况

若宝宝黄疸持续超过四周，或新生儿巩膜、皮肤、黏膜及手脚心均有黄染且迅速加重，伴有烦躁、哭闹、精神萎靡、拒乳或大便发白等症状，建议家长立即带新生儿就医。

四、黄疸的注意事项

1. 黄疸与进食

在这里我想提醒各位妈妈和照顾宝宝的其他家属，宝宝出生后经常吸吮妈妈的奶确实有利于妈妈下奶，但是有的宝宝黄疸出得比较早，妈妈还没有奶，这种情况下还是要给宝宝喂适量的奶粉和水，促进宝宝胎便和胆红素的排出，只有胆红素排出了，宝宝的黄疸才能好得更快。

2. 黄疸与睡眠

大部分宝宝都会在饥饿时有比较强烈的反应，比如哭闹，但是有的宝宝比较安静，对饥饿反应不够敏感，或者特别爱睡，一睡就是几个小时，喂不进去，这种情况下我还是建议要把宝宝叫醒了喂，等宝宝黄疸退去之后再让宝宝自然醒。

3. 生理性黄疸与病理性黄疸

生理性黄疸和病理性黄疸怎么区分呢？以我的照看经验来看，一般来说患有生理性黄疸的宝宝在患黄疸期间几乎没有不适感，能吃能喝，也没有任何异常，体重也在正常增加。如果比较爱吃的宝宝不爱吃了，比较

阳光小贴士

如果孩子出黄疸到了应该退的时候却没有退，这个时候一定要请社区大夫来看一下，如果孩子黄疸严重与母乳有关，应该暂停母乳2～3天。注意即使不给孩子喂母乳，也要保证把乳房里的母乳排空、丢掉，不能再给宝宝喂食。

如果宝宝出生二十多天黄疸还没有退，很有可能引发其他炎症，家人如果有感冒发烧也会把病原体传染给孩子，引发新生儿肺炎等疾病，一旦引发了这些疾病，黄疸有可能会更严重。

一般来说早产儿和头胎有黄疸现象的二胎宝宝黄疸会比较严重一些，当然也有极少数的宝宝不出黄疸，这也属于正常现象。

爱闹的宝宝不爱闹了，宝宝有嗜睡、烦躁、拒乳、大便发白的症状，一定要及时就医，考虑病理性黄疸的可能。

4. 黄疸药物推荐

（1）益生菌类。可以增加饮食和大便排出，调节菌群。

（2）去黄药物。可以增加大便排出的次数。

5. 喂药方法

（1）奶瓶喂。新生儿味蕾不敏感，选用奶瓶最为安全有效。

（2）用勺子或滴管喂。如果宝宝实在不接受奶瓶，可以用勺子或滴管喂，速度要慢点，尽量不要让宝宝吸进空气。

（3）注意事项：第一，喂完药也需要给宝宝拍嗝；第二，如果宝宝哭闹，要慢一点给宝宝喂。

专家点评

新生儿出生后2 ~ 3天开始出现黄疸，4 ~ 5天后最明显，7 ~ 14天自然消退，一般情况良好，无不良反应，称“生理性黄疸”，不必特殊处理。如果时间较长或有其他不良反应，则应去医院检查。

宝宝日常生活记录表

这张表格不但可以详细记录宝宝的身体状况，还可以成为宝宝长大之后的留念，妈妈一定要仔细地帮宝宝记录哦！

日期		星期		气温		室温		湿度		体温
哺乳情况		时间	数量	有无溢乳	备注		时间	数量	有无溢乳	备注
	1					2				
	3					4				
	5					6				
	7					8				
	9					10				
喂水情况		时间	数量	原因	备注		时间	数量	原因	备注
	1					2				
	3					4				
大便情况		时间	数量	外观	原因		时间	数量	外观	原因
	1					2				
	3					4				
	5					6				
	7					8				
小便情况		时间	数量	颜色	原因		时间	数量	颜色	原因
	1					2				
	3					4				
	5					6				
	7					8				
脐带消毒情况	次数	时间	原因			次数	时间	原因		
	1					2				
	3					4				
睡眠状况	次数	起止时间	睡眠状况			次数	起止时间	睡眠状况		
	1					2				
	3					4				
洗澡抚触情况										
服用药物情况										
皮肤异常情况										
宝宝其他情况										

妈咪的宝贝日记

各位妈咪，请根据自己的心情随便涂鸦哦！

萌宝第6日

我的便便会说话？——宝宝排便护理

今日护理重点提示：

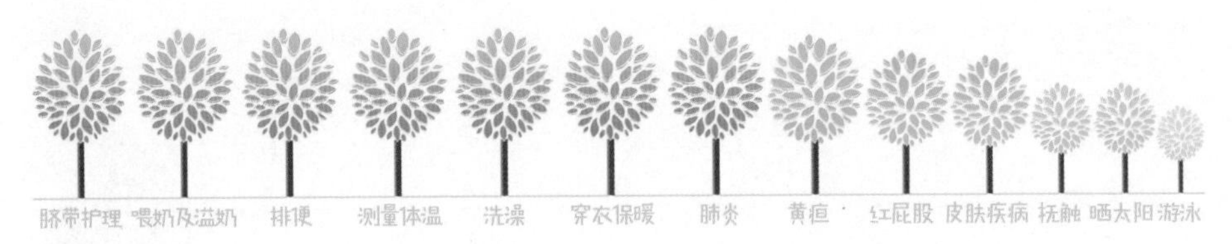

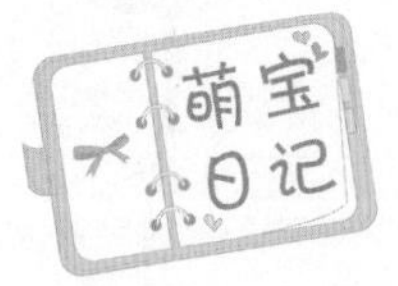

说起拉臭臭这件事，人家都有点不好意思啦，不要以为我还小什么都不知道，其实我也会害羞的啦。

今天是我出生的第6天。时阿姨第一天到医院看我好像就特别关注拉臭臭这件事，做完身体检查之后她就问妈妈我有没有拉过臭臭，妈妈说：“时姐，皮皮出生大约两个小时拉过臭臭，不过他的臭臭看起来怪怪的，颜色绿了吧唧，看起来跟我们的大便不一样，不要紧吧？”我这才知道我的臭臭原来是这个样子的啊，为什么我都没吃过东西还会有臭臭呢？时阿姨告诉妈妈：“皮皮妈妈，你放心，新生儿的大便都是墨绿色的，叫做胎便，虽然宝宝出生之后可能还没有吃过东西，但是他的胃里会有羊水啊、一些其他分泌物什

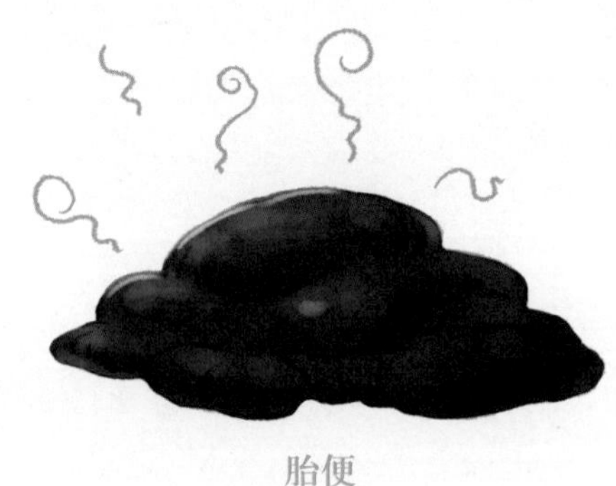
胎便

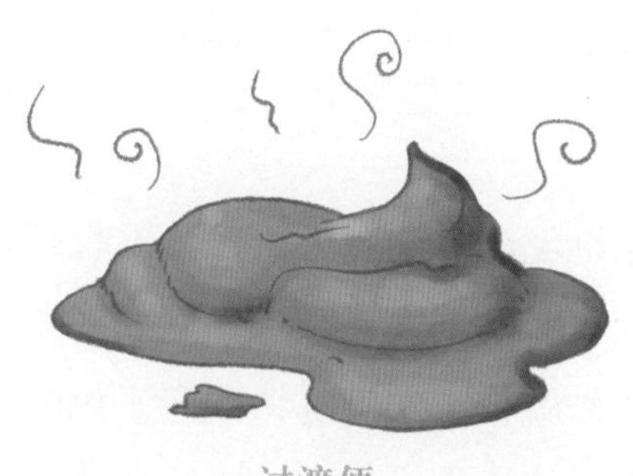

过渡便

么的，需要排泄出来，有的宝宝甚至在产床上就会把胎便排出来呢。所以，你不用担心，皮皮这样是正常的。”妈妈这才放了心。

接下来的几天，由于妈妈一开始没有下奶，我一直是吃奶粉的，时阿姨一边给我喂奶粉和水，一边观察我的大便。到第三天的时候她又跟妈妈说："你看，皮皮的臭臭不再是墨绿色的了，已经开始发黄，这是过渡便，很快，皮皮就要拉正常的臭臭了。”到了今天，由于妈妈的奶量越来越多，我基本已经不再喝奶粉了，所以我的臭臭好像又变色了，据说变成了“黄金便”，哈哈。妈妈看到我拉的臭臭说："皮皮连臭臭都挺好看的呢，而且一点都不臭哦。”那当然了，妈妈的奶水是香的，我的臭臭怎么会臭呢？

不过时阿姨跟妈妈说："现在皮皮的臭臭颜色非常正常，虽然里面有少许奶瓣，但是问题不大，你在饮食里多补充一点水分，稀释一下奶水，帮助皮皮消化吸收就可以了。不过皮皮的臭臭不一定总是这个样子的，比如你吃了某些含铁比较丰富的食物，皮皮的臭臭有可能就会偏绿色。如果皮皮因为黄疸等其他原因摄入药物的话，臭臭也会变色。所以，我们要密切观察他的大便，虽然皮皮还不会说话，可是大便却会代替他告诉我们好多事情。”哦，原来是这样啊，怪不得我每次拉完臭臭，尿完尿，时阿姨都要仔细观察半天，原来她是通过这种方式了解我消化好不好、肠道是不是健康、我是不是舒服。不得不说，时阿姨真的很细心很负责啊。

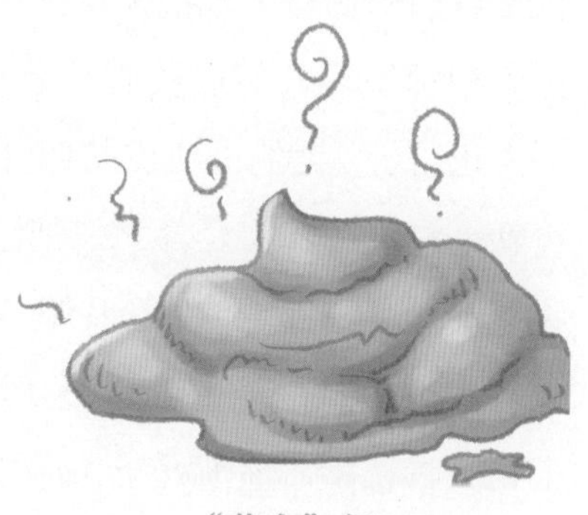

“黄金”便

时大姐讲故事

很多人认为，宝宝出生之后基本以吃母乳或喝奶粉为主，又不吃其他东西，所以不会从嘴巴里感染什么炎症，所以不太注意这一问题。尤其是母乳宝宝，妈妈的乳头不做好清洁工作就让宝宝吸吮，或者妈妈的乳房已经有了炎症还让宝宝吸吮，就很有可能会把炎症带给宝宝，造成宝宝大便异常。

2005年11月，我接了一个叫洋洋的宝宝，洋洋是纯母乳喂养的，洋洋的妈妈虽然产奶量比较高，但是右侧乳房乳头有点内陷，洋洋的力气又比较大，妈妈就一直嚷着疼。洋洋的姥姥是退休的老医护人员，她就从医院拿回一些土霉素压成面儿涂到洋洋妈妈的乳头上，还跟妈妈说："没事的，我们那个年代乳房裂得跟小刀口似的还不是照样给你们吃，你们不也都没事。"妈妈听了也就一直坚持着喂奶。我虽然觉得不好，但是也拗不过姥姥。结果洋洋从第16天开始大便就不太正常，大便开始发臭而且里面还有像鼻涕一样的东西，孩子也不停哭闹，肚子还有点鼓，发胀。我实在忍不住了，就跟妈妈说："洋洋妈妈，你用那个土霉素都十几天了也不见好，你要是相信大姐，就让大姐给你看看好吗？"洋洋妈妈同意了。我拿着酒精棉签帮她把土霉素擦去，她说上面没什么感觉，就是乳头下侧、靠乳根那里疼，然后我就拿着棉签擦了擦那里，结果轻轻一擦就把颜色不太正常、发紫的一块皮肤擦开了，擦开之后我们都震惊了，里面全是脓，也就是说她的乳头三分之一都已经溃烂了。看到这种情形洋洋妈妈就冲着姥姥哭开了："都是你，让我坚持喂、坚持喂，我说这奶头疼，你还说没事，现在我也受罪孩子也受罪。"后来洋洋的妈妈还发烧了，之后又去医院打了几天青霉素才逐渐好了，洋洋也吃了三天药大便才逐渐正常。

还有一种情况，孩子的大便不正常可能是由于乳糖不耐受引起的。还记得我们前面说过那个叫萱萱的漂亮女宝宝吗？萱萱也是纯母乳喂养，但是大便总是不好，便便特别稀，而且总有沫沫，水便还经常分离。大约过了

10天之后，妈妈咨询了大夫，大夫说可能是由于宝宝有点轻微的乳糖不耐受，也就是说妈妈乳汁里的糖分让宝宝不舒服。好在萱萱的症状不是很厉害，我们就给她掺着奶粉吃了一段时间，慢慢地萱萱的大便就改善了，随着月龄的增加，乳糖不耐受的情况有所好转，就完全吃母乳了。当然，也有宝宝对奶粉中的乳糖不耐受，这个时候就要考虑换成深度水解的奶粉喂养宝宝。

豆豆是三代单传的小男孩，奶奶对他捧在手里怕掉了，含在嘴里怕化了，经常拿着豆豆的小手放在她嘴里吸吮。我跟她说了很多次，这样不卫生，小孩的免疫力差，可是奶奶就是不听，她觉得孩子还小，还不知道吃手，所以肯定没问题。豆豆的黄疸在10天左右就下去了，也没有吃过退黄的药物，结果在15天左右开始拉肚子，一天拉七八次，拉得特别稀，而且水便分离，原因不言而喻。奶奶嘴里说着“不可能不可能”，但确实再也不敢把豆豆的手放在她嘴里吸吮了。我给豆豆吃了点益生菌调理着，过了几天豆豆就不再拉肚子了。新生儿免疫力差，家长一定要做好卫生工作，每天用宝宝的专用小手绢给他擦洗双手，满月以后可以直接抱着他用流动的水给他清洗。

任何事情都应该辩证地来看待，母乳具有很多其他代乳品无法比拟的优势，但是也有它的缺点，比如母乳性的腹泻和母乳性的便秘就是如此。米粒儿就是母乳性的便秘。米粒儿是我在2009年5月份接的一个女宝宝，胖嘟嘟的，嘴巴小小的，特别可爱。米粒儿出生后大便就一直不像其他宝宝那么多，但是也算正常。快到满月的时候她有两天没有排便，我就赶紧给她调理。米粒儿那时候太小，不能添加辅食，我就给她吃点益生菌，帮助她调节肠道的菌群，每天给她按摩，顺时针方向按摩她的腹部，从指尖往虎口推宝宝的食指，但是作用不明显。又过了两天米粒儿还是没有排便，而且表现得很烦躁，经常哭闹，可能觉得不舒服。我就往她的肛门里塞了个锥形的小肥皂条，大约1分钟左右她的大便就出来了。这个方法不能常用，免得孩子依赖，但是如果孩子实在有较大的便秘问题时可以采用。应注意不要用开塞露。一般来说，宝宝一两个月之后肠道菌群稳定了就不会再出现这个问题了。

时大姐实战护理法

大便种类		颜色	外观	气味	护理注意事项
胎便		墨绿色	粘稠	无味	1. 胎便是胎儿在妈妈体内吞进去的羊水以及婴儿身上脱落的一些上皮细胞、皮脂及肠道的分泌物等的混合物。 2. 胎便特别粘稠，不大好擦，最好用温水给宝宝洗屁股。 3. 正常情况下胎便三天差不多就可以排完。
过渡便		绿色微黄	粘稠	无味	过渡便就是介于胎便和宝宝吃母乳或者奶粉以后大便之间的大便。
正常大便	母乳喂养	金黄色	粘稠	无味	1. 里面可能会有少量的颗粒（小米状）。 2. 如果妈妈吃了猪肝、菠菜等含铁丰富的食物，宝宝的大便可能稍微发绿。 3. 母乳宝宝正常来说一天大便的次数比较多，有的时候放屁、哭闹都有可能会带出来一点，都属于正常现象。
	人工喂养	浅黄色	粘稠	略带异味	1. 牛乳宝宝是浅黄色大便；羊乳宝宝大便颜色会更淡一些。 2. 一般一天会拉3～4次，且形状较好。
豆腐渣大便		黄绿色	有鼻涕类粘液	酸臭味	宝宝肠道可能有炎症。
蛋花状大便		黄白色	有奶瓣	腥味	多见于人工喂养的宝宝，宝宝有可能对奶粉过敏或者乳糖不耐受，要尽量母乳喂养或者更换奶粉。

（续表）

大便种类	颜色	外观	气味	护理注意事项
泡沫状大便	黄绿色	沫沫多	酸味	如果是母乳喂养，可能是因为妈妈吃的东西糖分过高，或者家长给孩子添加了糖水。
臭鸡蛋大便	暗黄色	水便分离	腥臭	考虑是否细菌性肠炎。
水便分离型大便	奶瓣白色，水黄色	水便分离	略带异味	考虑是否乳糖不耐受。

除了上表所列，我们还须注意以下几点：

1. 大小便后如何护理宝宝

请参见“萌宝第10日”宝宝红屁股护理的相关知识。

2. 观察尿量

宝宝刚出生尿量比较少，颜色比较黄，尿量10 ~ 30毫升，三四天以后如果奶量充足每天会尿6 ~ 8次，颜色是淡黄色，如果吃药颜色会加深，母乳宝宝如果每天尿量少于6次要考虑母乳不足。

3. 宝宝便秘的处理方法

母乳宝宝首先要调整妈妈的饮食，多吃水果蔬菜；其次，增加宝宝的活动量，让他爬一爬，动一动，可以游泳；再次，给宝宝做按摩，腹部顺时针按摩，从指尖往虎口推宝宝的食指；如果还是不见效可以给宝宝吃点益生菌调理肠胃菌群；再严重可以考虑用细轴棉棒蘸点香油刺激宝宝的肛门，用锥形的肥皂条也可以。

4. 宝宝腹泻的处理方法

如果宝宝腹泻，应该带宝宝刚拉出来的大便到医院进行化验检测，以确定原因。

（1）母乳性腹泻。调整妈妈的饮食，不要让妈妈吃过凉和油性过大的食物，喝汤可以使用吸管。

（2）宝宝胃肠有炎症。应该遵医嘱。

（3）过敏性腹泻。找到过敏源，可以给宝宝换成不含乳糖的奶粉。

专家点评

排泄护理在新生儿的日常护理中，占有很重要的位置。因为新生儿无法自理自己的排泄问题，而父母对此护理得好坏，则对孩子的生理、心理影响很大，所以父母一定要做好新生儿的排泄护理工作。新生儿一般在生后12小时开始排胎便，3 ~ 4天胎便排尽，吃奶之后，大便逐渐变成黄色。吃牛奶的孩子每天1 ~ 2次大便，吃母奶的孩子大便次数稍多些，每天4 ~ 5次。孩子大便后应清洗其阴部并拭干。

宝宝日常生活记录表

这张表格不但可以详细记录宝宝的身体状况，还可以成为宝宝长大之后的留念，妈妈一定要仔细地帮宝宝记录哦！

日期		星期		气温		室温		湿度		体温
哺乳情况		时间	数量	有无溢乳	备注		时间	数量	有无溢乳	备注
	1					2				
	3					4				
	5					6				
	7					8				
	9					10				
喂水情况		时间	数量	原因	备注		时间	数量	原因	备注
	1					2				
	3					4				
大便情况		时间	数量	外观	原因		时间	数量	外观	原因
	1					2				
	3					4				
	5					6				
	7					8				
小便情况		时间	数量	颜色	原因		时间	数量	颜色	原因
	1					2				
	3					4				
	5					6				
	7					8				
脐带消毒情况	次数	时间	原因			次数	时间	原因		
	1					2				
	3					4				
睡眠状况	次数	起止时间	睡眠状况			次数	起止时间	睡眠状况		
	1					2				
	3					4				
洗澡抚触情况										
服用药物情况										
皮肤异常情况										
宝宝其他情况										

妈咪的宝贝日记

各位妈咪，请根据自己的心情随便涂鸦哦！

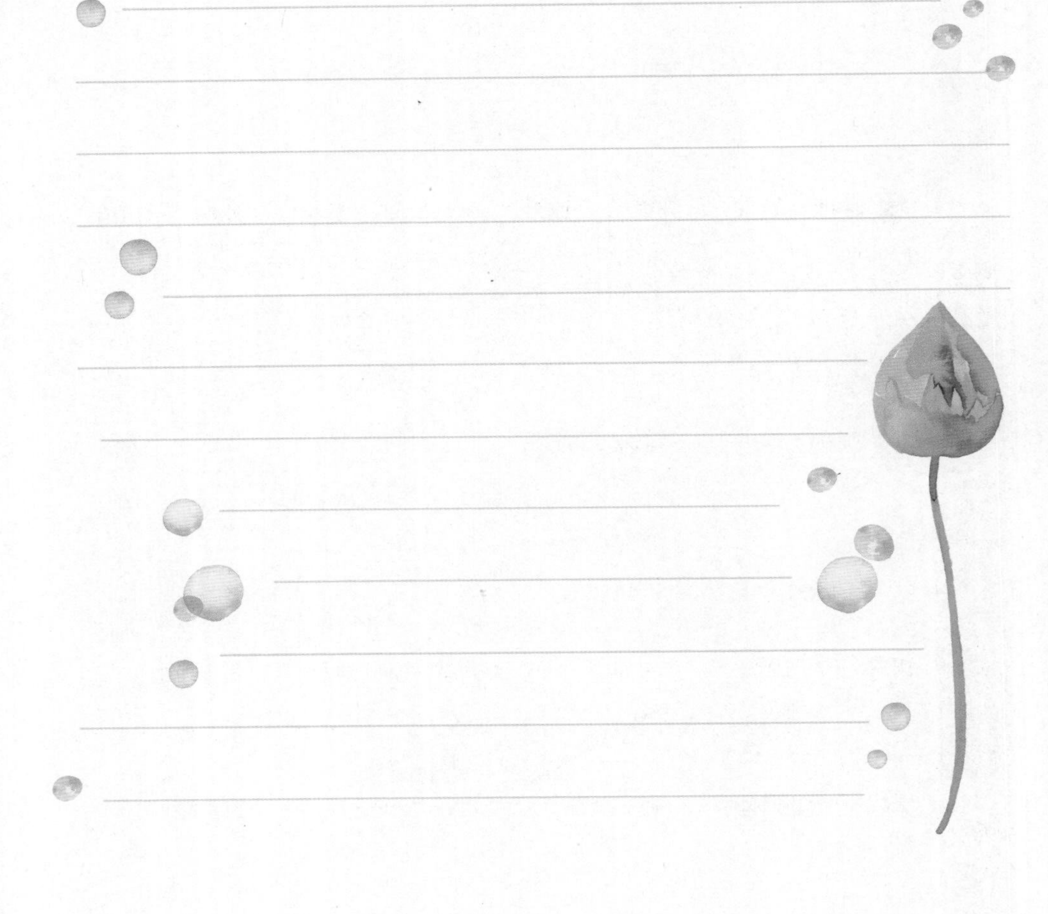

萌宝第7日

妈妈，我觉得有点热！
——宝宝如何穿衣盖被

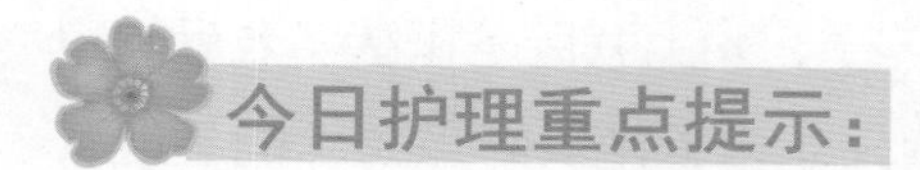

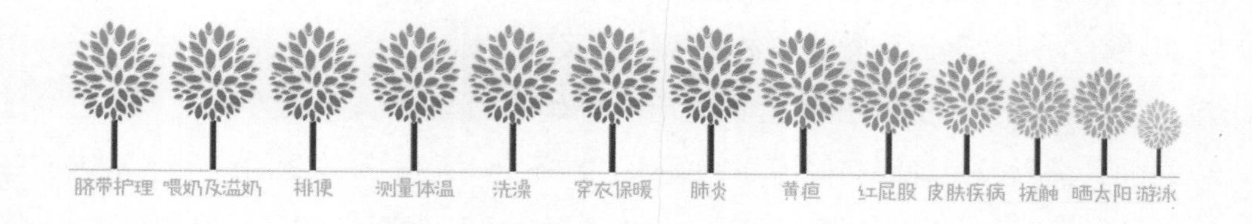

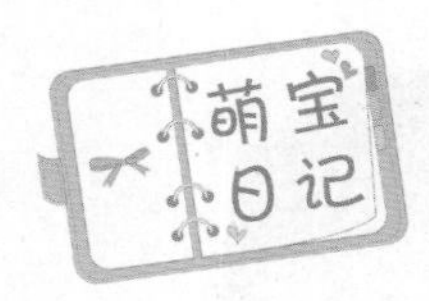

这几天家里发生了一个小插曲，这个小插曲当然是围绕我展开的，主要原因就是奶奶和时阿姨对给我穿多少产生的争执。

刚从妈妈肚子里出来那几天，她们的态度还比较一致，都觉得要给我穿得稍微多一点。虽然是夏天，她们还是给我穿了长袖，刚从妈妈肚子里出来我觉得特别不适应，因为妈妈肚子里好温暖啊，不管什么时候温度都是差不多的，我已经习惯了那种温度，可是从妈妈肚子里出来以后我发现外面的温度明显低很多，好冷啊。

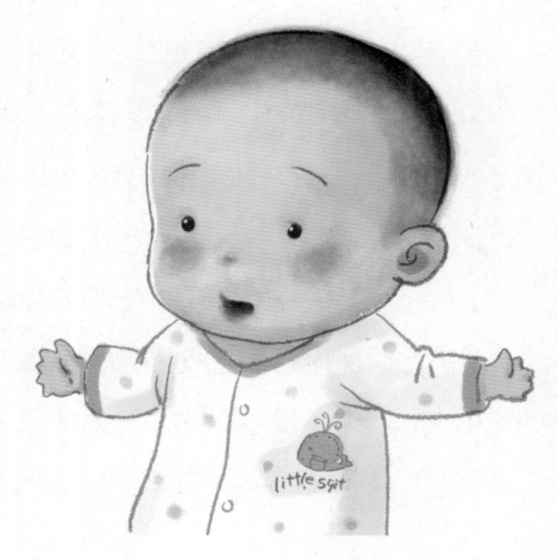

不过时间一天一天过去，我逐渐觉得没有那么冷了，我的小身体好像有了

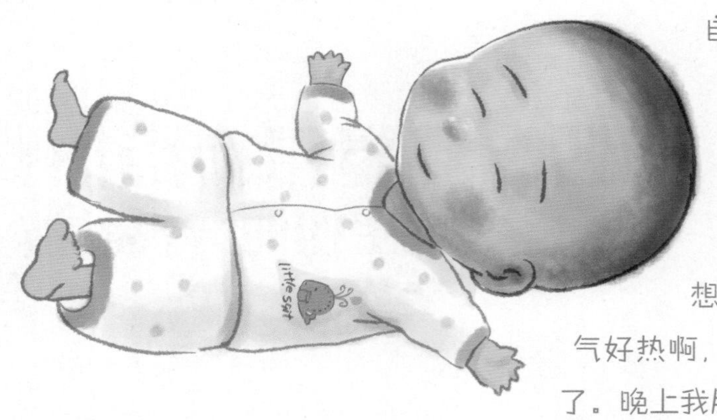

自我调节能力，我不再需要妈妈的帮忙就可以保持恒定的温度。我不想再包着小被子了，也不想再穿着长袖了，天气好热啊，感觉都透不过气来了。晚上我肚子饿醒了之后觉得很烦躁，妈妈给我喂了奶我还是哭，我只想告诉她我有点热，能不能帮我把被子打开啊。可是妈妈根本不知道问题出在哪里，还在不停地喂我，更糟糕的是，最近我觉得身体有点痒，又没法抓。

今天早上，时阿姨来上班之后，妈妈跟时阿姨说了我的情况，她已经被我折腾得两晚没有睡好了。妈妈，对不起，我不是故意的，可我不这样做你不明白我的意思啊，而且，我也很难受啊。时阿姨听了妈妈的叙述，打开我的衣服给我检查了一下，说："皮皮妈妈，我看皮皮是太热了，所以很烦躁，晚上就睡不好，现在看已经有要出痱子的征兆了。我看咱要给皮皮少穿一点，穿个短袖的哈衣就可以了。"妈妈半信半疑地同意了。哇哦，时阿姨真是深得我心啊，我开心地手舞足蹈起来。可是，这时奶奶冲进来连忙阻止时阿姨："小时，老人都说'小孩儿没六月'，热不着的，千万别冻着孩子了。"时阿姨耐心地跟奶奶说："阿姨，你相信我，我看了这么多孩子是有经验的，别看孩子小，其实是知冷怕热的。

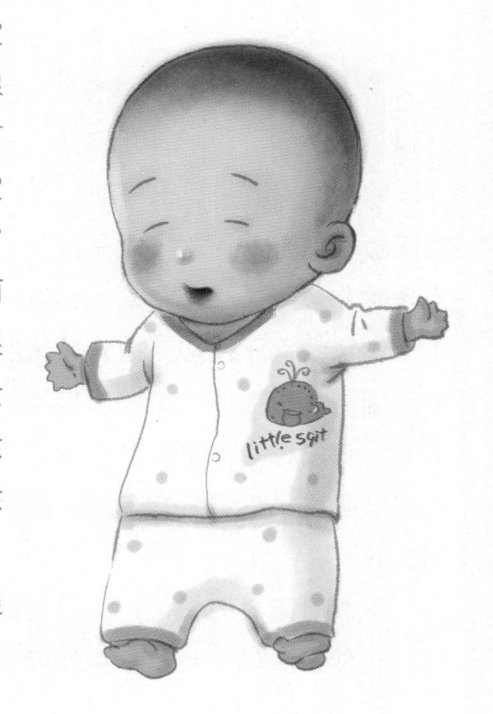

古人还说，‘四时欲得小儿安，常要三分饥与寒’，说明小孩儿稍微冷一点儿没事。我的经验就是小孩儿最好不要比大人多穿很多。你看，我们都穿短袖短裤了，还给孩子穿长袖长裤，包着小被子，孩子肯定会热的。阿姨，你看这样行不行，我们给孩子换成短袖，看看孩子是不是还烦躁、哭闹？”奶奶听了时阿姨的话，也就不再阻止了。

时阿姨就帮我换上了短袖的哈衣，再用纱布被子给我遮了遮肚子，不得不说，真的好舒服啊，我吃了奶心满意足地又去睡觉了，怎么还会折腾呢？我不哭闹了，妈妈和奶奶这才完全相信时阿姨说的话是对的。

时大姐讲故事

其实，孩子真的是知冷怕热的，当孩子发出哭闹、烦躁的信号时，我们就要考虑孩子是否觉得热，这个时候就要适当给孩子减衣服。

2007年我接了一个叫赫赫的小男孩，孩子的奶奶是一位退休的老护士长，虽然奶奶并不是儿科或妇产科的护士长，但毕竟一直在医院工作，她对自己的权威还是很自信的。赫赫出生在冬天，北方的冬天虽然室外非常寒冷，但是室内一般都有暖气，有的家庭室内温度能达到27℃～28℃，赫赫家就是如此。但是奶奶还是坚持给赫赫穿一件薄棉袄，而且不愿意给赫赫洗澡，理由是怕赫赫冻着。我劝奶奶，奶奶却不肯听。过了大约一个星期，赫赫从头到脚全身都长满了痱子，白天晚上都烦躁不安，哭闹不已，妈妈也觉得很累。我再次劝奶奶，奶奶还是半信半疑。这个时候她有一些老同事来看孩子，其中就有妇产科和儿科的，她们都批评奶奶说："亏你还是在医院工作的，现在的孩子哪有不洗澡还捂这么多衣服的？"奶奶这才同意给赫赫洗澡，给他脱下棉衣换上单衣。精心地为赫赫护理了三天之后，他的痱子才好，也没有烦躁不安了，这时奶奶才明白孩子虽小但是也是知冷怕热的。

大部分家长都怕宝宝冷，给孩子穿得比较多，也有少数家长坚持给孩子少穿。2010年我接了一个叫多多的男孩，多多的爸爸妈妈都很年轻，想法也很新潮，他们与我之前接触过的很多宝宝家长不一样，主张给孩子少穿，理由是要学习日本人带孩子的方法。他们跟我说："你看日本人，大冬天的都不给孩子穿裤子，顶多只穿个袜子，穿得少可以锻炼孩子的抵抗力。"那个时候都已经11月份了，北方的冬天已经比较冷了，屋里还没有供暖，这对家长自己都穿着棉袄，却只给孩子穿薄薄的一层保暖内衣，我一个劲儿地劝他们，他们也不听，结果孩子在19天左右的时候冻成了肺炎。

如果说宝宝穿的太多容易发生皮肤方面的疾病，穿得太少容易冻成肺炎，那么穿得忽多忽少则特别容易感冒。2013年5月份我接了一个叫布丁的宝宝，一般来说宝宝在吃奶的时候用的力气比较大，俗话说"吃奶的劲儿都使出来了"，说明宝宝吸吮的时候是非常用力的。这个时候宝宝就会出汗发热，我一般就会给宝宝打开包被吃奶，吃完过两分钟再给宝宝盖上。白天还好说，到了晚上，布丁的妈妈实在太困了，喂完布丁就睡着了，没有给他盖被子。结果第二天布丁就有了感冒症状，体温偏低而且开始流鼻涕，喝奶和睡觉的时候由于呼吸不畅比较烦躁，布丁的妈妈心疼得不行。由于布丁的症状还不是特别严重，我就用物理方法先给他护理，双手摩擦使手心发热放在布丁的囟门处，布丁慢慢地就出汗了，再用温热的小毛巾热敷宝宝的鼻梁，每天数次帮他缓解鼻塞的状况。大约过了三天，布丁的感冒就完全好了，通过这件事，布丁的妈妈也懂得了：给宝宝穿衣盖被一定要配合宝宝当时的身体状况。

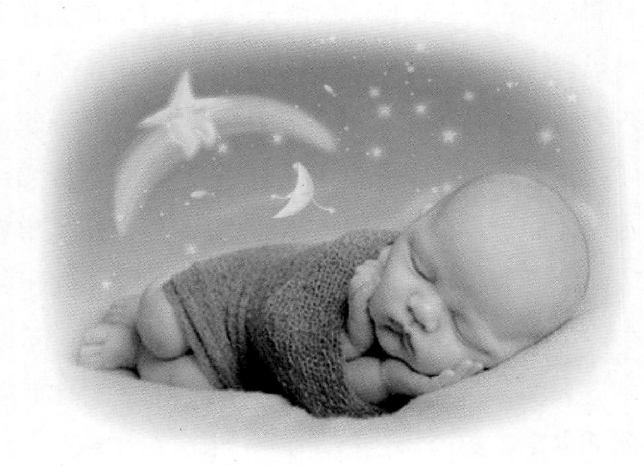

时大姐实战护理法

宝宝衣服种类	外观	优点	缺点	备注
和尚服		1. 易于穿脱。 2. 没有纽扣，不会让宝宝有不舒适感。 3. 有助于肺部、呼吸道保暖。 4. 不易尿湿。	比较松散。宝宝有动作时会影响保暖，特别容易露肚子，尤其不适合夏天穿。	一般三个月以内穿
哈衣		1. 合体。 2. 利落，方便抱起宝宝。 3. 不易露出宝宝肚子。 4. 穿着时间长。	一旦宝宝尿湿就要全部更换，天冷时容易受凉。	一岁内
肚兜		1. 凉快，适合夏天穿。 2. 贴服。	保暖性略差	只适合夏天穿

除了上表所列，我们还须注意以下几点：

1. 养成给孩子每天量体温的习惯

一般早晚各一次，新生儿腋下体温正常值为36.5℃ ~ 37℃，测量体温要在喂奶或哭闹半小时后进行，以免影响准确性。每日测量两次，如果体温低于36℃或高于37℃，每半小时就测量一次。体温过低应该给宝宝加强保暖，体温过高要给宝宝减衣服。

2. 其他判断孩子冷热的方法

如果是男孩，有一个很简单的方法，那就是观察男孩的睾丸。一般来说当体温高于35℃时睾丸就会自然下垂，低于35℃就会提升，这时就要加衣盖被。如果是女孩，测试体温最好摸一下孩子的脖颈部温度是否适应。不要以孩子手脚的温度作为判断标准，因为手脚是神经末梢，温度传递得比较慢。

3. 衣被的选择

给宝宝准备衣服和被子的时候要注意选择那些柔软、舒适、纯棉的和尚服或开衫，千万不能穿化纤类的衣服。床上用品一定要单独准备，被褥要选纯棉，棉花的，颜色淡的，简洁大方，不要跟大人合用。

宝宝刚出生前一周穿衣可以比大人多穿一件，一周以后男孩可以跟成人差不多，女孩可以稍微多点。

专家点评

新生儿体温调节中枢尚未成熟，因此特别需要注意保暖护理。内衣及尿布宜选用柔软且易吸水的棉织品，不要用化纤或印染织品；颜色宜淡雅，既利于发现污物，也避免染料对婴儿的刺激；大小应宽松适宜，避免约束活动；另外，由于新生儿头部散热大，因此天气较凉时应佩戴柔软舒适的小帽子。

宝宝日常生活记录表

这张表格不但可以详细记录宝宝的身体状况，还可以成为宝宝长大之后的留念，妈妈一定要仔细地帮宝宝记录哦！

日期		星期		气温		室温		湿度		体温	

		时间	数量	有无溢乳	备注		时间	数量	有无溢乳	备注
哺乳情况	1					2				
	3					4				
	5					6				
	7					8				
	9					10				
喂水情况		时间	数量	原因	备注		时间	数量	原因	备注
	1					2				
	3					4				
大便情况		时间	数量	外观	原因		时间	数量	外观	原因
	1					2				
	3					4				
	5					6				
	7					8				
小便情况		时间	数量	颜色	原因		时间	数量	颜色	原因
	1					2				
	3					4				
	5					6				
	7					8				

脐带消毒情况	次数	时间	原因	次数	时间	原因
	1			2		
	3			4		
睡眠状况	次数	起止时间	睡眠状况	次数	起止时间	睡眠状况
	1			2		
	3			4		
洗澡抚触情况						
服用药物情况						
皮肤异常情况						
宝宝其他情况						

第1日
第2日
第3日
第4日
第5日
第6日
第7日
第8日
第9日
第10日
第11日
第12日
第13日
第14日
第15日
第16日
第17日
第18日
第19日
第20日
第21日
第22日
第23日
第24日
第25日
第26日
第27日
第28日
第29日
第30日

妈咪的宝贝日记

各位妈咪，请根据自己的心情随便涂鸦哦！

萌宝第8日

你们挤得我好疼！
——宝宝乳房护理

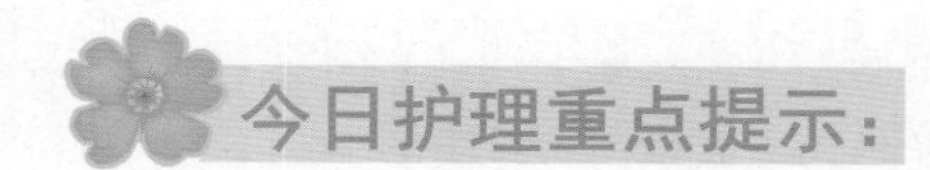

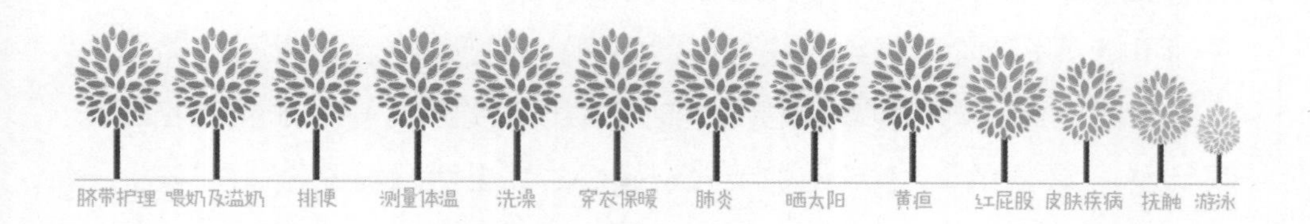

萌宝日记

今天发生了一件我非常不喜欢的事情。

时阿姨把我照顾好了刚走出房门，姥姥和奶奶就进来了，而且一边嘀嘀咕咕一边时不时地看着我，她们嘀咕了半天之后打开我的衣服，我不知道她们想干什么，但是直觉不太妙。果然，奶奶按着我的手臂，姥姥居然开始使劲挤我的胸口，我感觉好疼啊，好像还从来没有这么疼过，我想摆脱又摆脱不了，我不明白奶奶和姥姥为什么要这样对我，我只好哇哇大哭。我看见妈妈坐在旁边，特别心疼地看着我，可是她也不阻止奶奶和姥姥。到底发生了什么事啊？能告诉我为什么吗？妈妈，为什么不来救我？

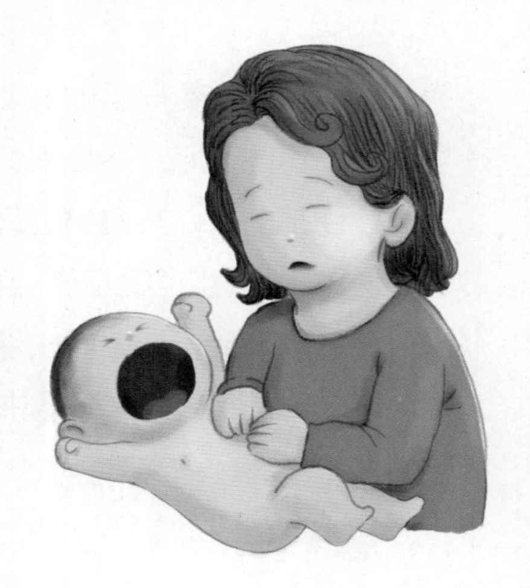

这个时候，时阿姨听到我的哭声打开

门进来了，她一进来就问："皮皮怎么了，为什么哭得这么厉害？"奶奶说："小时，你别管了，我们在给皮皮挤乳房呢，挤出来就好了，要不然以后下雨阴天会痒痒的，而且乳头可能会凹陷。他肯定疼，哭一会儿就好了。"时阿姨听了赶紧过来制止了姥姥说："两位阿姨，不能给孩子挤乳房啊，不挤不会影响孩子乳房发育的，挤了反而有可能引起感染。""怎么会呢？我们那个年代都是要挤的，这是为了孩子好。""阿姨，真的，我自己也有孩子，我就没给他挤，他现在都青春期了，一点凹陷都没有，而且我们阳光大姐公司给培训过，真的不需要挤，现在的孩子都不挤，不信你可以给大夫打电话问问。"时阿姨给了奶奶一个齐鲁医院大夫的电话，奶奶打电话去了。时阿姨连忙给我穿好衣服把我抱起来跟我说："没事的。"然后她把我放到妈妈的怀里对妈妈说："好好安慰一下皮皮吧，他肯定受了惊吓。"妈妈这才缓过神儿来跟我说："皮皮，别怕，是妈妈不好，没有搞清楚情况就让奶奶和姥姥给你挤。妈妈没有经验，不知道什么事情该做什么事情不该做。刚才妈妈、奶奶和姥姥不是想伤害你，只是想帮助你，把你弄疼了是不是？对不起，宝贝，妈妈错了，妈妈爱你！"

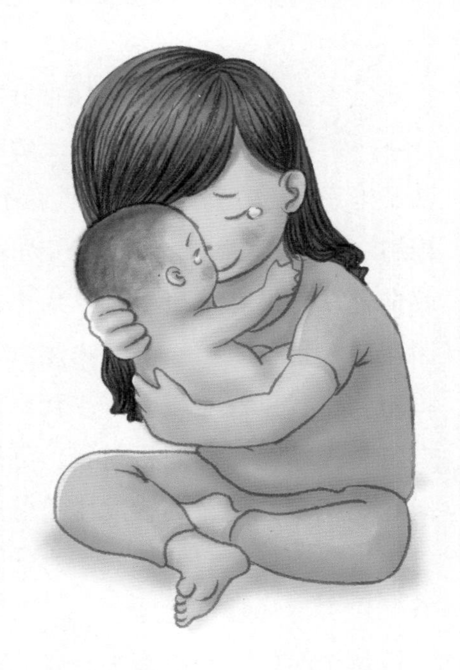

躺在妈妈怀里听着妈妈的安慰，我心里宽慰了一些，原来不是我做错了什么啊。过了一会儿，奶奶进来了，她对姥姥说："医生也说不要给孩子挤，唉，孩子也受罪，要不我们还是听医生的吧。"姥姥点点头。看来，她们终于决定"放过"我了。

时大姐讲故事

新生儿出生几天后，不分性别，都会或多或少出现生理性假性乳房肿大的现象，有的可能还会分泌乳汁。一般来说女孩比较明显，这是由于母亲体内雌性激素比较旺盛引起的，一般三周左右就能自然消退。但是在很多家庭还是存在着误区，认为乳汁必须要挤出来，要不然宝宝的乳头会凹陷。

小袁袁的爸爸姓袁，她的小名就顺势叫了小袁袁，住院期间可能是不太方便，一出院回到家姥姥就来问我："我这个小外孙女，乳头是在外面的，还是内陷的？"我说是内陷的。小袁袁的妈妈曾经跟我说过她们家的女性几乎都是乳头内陷，包括姥姥、姨姥姥和她都是这样，所以小袁袁的乳头也是内陷的。姥姥就说："那赶紧给孩子挤挤啊。"我还没说话，妈妈就连忙说："不行，你忘了吗？妈，我小时候你给我挤过，结果我得了乳腺炎住了院，而且乳头该内陷还是内陷，我们家这个是遗传，跟挤不挤没关系。"姥姥说："那是因为我不会挤，你让小时给孩子挤挤。"我赶紧说："我就更不会挤了，虽然我做月嫂十多年了，带的孩子已经有上百个了，但是我从来没给一个孩子挤过。孩子成年后乳头是否内陷跟小时候挤不挤是没有关系的。"姥姥就很担心袁袁妈妈和袁袁以后喂奶会很痛苦。我就安慰姥姥："放心，现在技术进步，哪怕是遗传性的乳头凹陷也可以用矫正器矫正。而且，有我在，一定不会让你女儿受罪的。"每次袁袁喝奶，我都帮妈妈托着孩子的头去吃，因为她不好找乳头，虽然很累，但是最终袁袁实现了纯母乳喂养，妈妈也没有出现姥姥当年喂奶时的那些症状。

时大姐实战护理法

新生儿乳房假性肿大一般不分男女，主要原因是母亲体内的雌性激素比较旺盛所致，宝宝出生一周以后往往肿大起来，甚至会有泌乳现象，一般2 ~ 3周左右就会自然消退。家长们千万不要给宝宝挤，因为错误的挤压方式会导致细菌侵入，引发乳腺炎，甚至导致新生儿肺炎。况且，是否挤压乳房与宝宝成人以后乳头是否内陷并没有直接关系。

那么如何来护理宝宝的乳房呢？最好的方法就是尽量不要触碰它，给宝宝穿宽松一点的衣服，洗澡和抚触的时候尽量避开。

专家点评

新生儿的乳房在出生后4 ~ 5天出现轻度肿胀，并有少许乳汁溢出，7 ~ 10天达到高潮。这是因为母亲在妊娠后期体内分泌雌激素、孕激素及催乳素，致使胎儿通过胎盘吸收了较多的激素所造成的乳腺一时性肿胀，男孩、女孩都可有，属于正常生理现象，2 ~ 3周即可消失。千万不要挤压，它的恶果就是让宝宝患上乳腺炎。因此平时要注意婴儿乳房的清洁和干燥，若有红肿，早期可擦拭生理盐水，若情况不见好转且加重，则应及早就医。

宝宝日常生活记录表

这张表格不但可以详细记录宝宝的身体状况，还可以成为宝宝长大之后的留念，妈妈一定要仔细地帮宝宝记录哦！

日期		星期		气温		室温		湿度		体温	

		时间	数量	有无溢乳	备注		时间	数量	有无溢乳	备注
哺乳情况	1					2				
	3					4				
	5					6				
	7					8				
	9					10				
喂水情况		时间	数量	原因	备注		时间	数量	原因	备注
	1					2				
	3					4				
大便情况		时间	数量	外观	原因		时间	数量	外观	原因
	1					2				
	3					4				
	5					6				
	7					8				
小便情况		时间	数量	颜色	原因		时间	数量	颜色	原因
	1					2				
	3					4				
	5					6				
	7					8				

脐带消毒情况	次数	时间	原因	次数	时间	原因
	1			2		
	3			4		
睡眠状况	次数	起止时间	睡眠状况	次数	起止时间	睡眠状况
	1			2		
	3			4		

洗澡抚触情况	
服用药物情况	
皮肤异常情况	
宝宝其他情况	

第1日
第2日
第3日
第4日
第5日
第6日
第7日
第8日
第9日
第10日
第11日
第12日
第13日
第14日
第15日
第16日
第17日
第18日
第19日
第20日
第21日
第22日
第23日
第24日
第25日
第26日
第27日
第28日
第29日
第30日

妈咪的宝贝日记

各位妈咪，请根据自己的心情随便涂鸦哦！

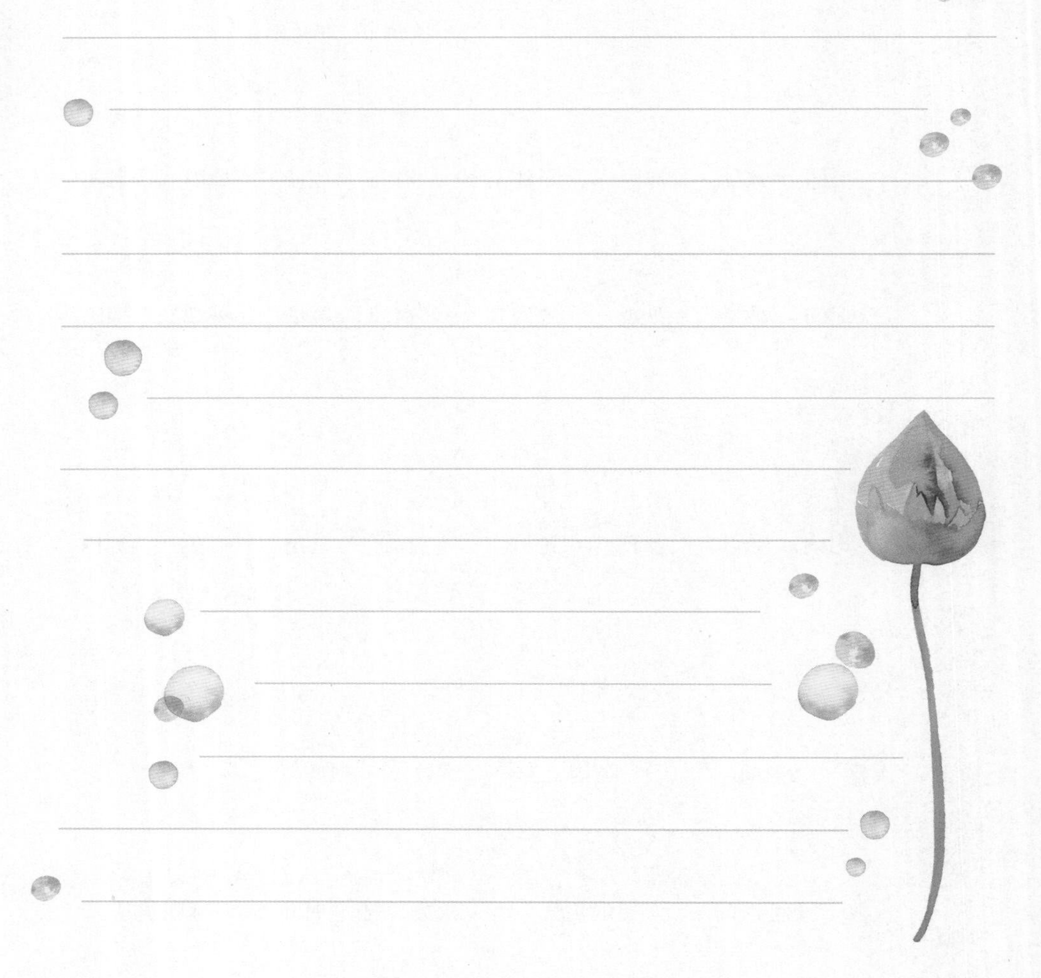

萌宝第9日

别理我，困着呢。
——宝宝太爱睡

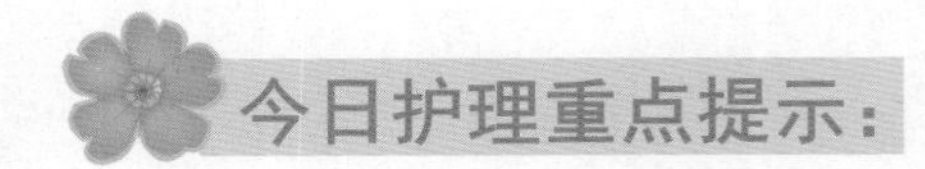

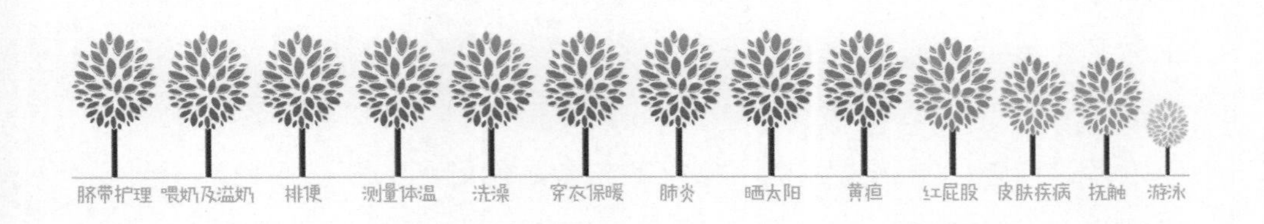

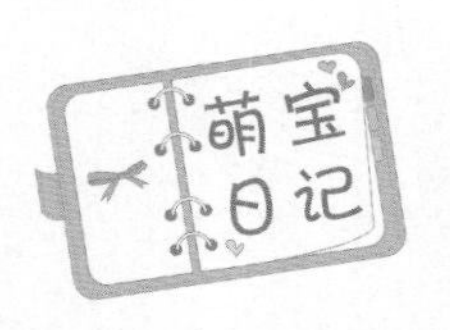

我发现“新世界”的生活其实特别简单，那就是睡觉——喝奶——继续睡觉。和我在妈妈肚子里的生活其实差不多，那个时候我是睡觉——醒来发呆——自己跟自己玩一会儿——继续睡觉，总之睡觉是我生活的主旋律。

昨天我美美睡了一觉之后，睁开眼睛看到一个陌生阿姨坐在床边笑眯眯地看着我，看到我醒了她特激动地跟我说：“皮皮，你好，我是妈妈的好朋友李阿姨，你知道吗？我来看了你几次了，这还是我第一次看到你睁开眼睛的样子呢。以前我来你每次都在睡觉，害得我一直都没仔细看清你长什么样子。”哦，是吗？这位阿姨原来已经来了好几次了啊，我怎么都没有印象啊？其实有的时候我确实能听到好像来了陌生人，她们在跟妈妈说话，我也想睁开眼睛看一看是谁来了，可是无奈眼皮就是抬不起来，想着想着就又睡着了。

我以为我只睡了一小会儿，原来睡了好久啊，怪不得每当我醒来的时候感觉妈妈和时阿姨好忙碌啊，赶紧给我喂奶、喂水，赶紧给我洗澡、抚触，妈妈还会陪我聊聊天，做做游戏，我也会利用这段时间毫不客气地拉尿，总之处理好多事呢。

有的时候妈妈和时阿姨也会来打扰我甜蜜的梦乡，不得不说，非自然醒的感觉真是很不好。我虽然年龄小，也是有起床气的啊，我就很不情愿地哭闹，大声地抗议。妈妈一边给我喂奶，一边跟我说："皮皮，不好意思啦，妈妈不是故意要吵醒你的，可是你这觉睡得太长了，都睡了四个小时了。最近你的黄疸越来越严重了，需要多吃多排泄才行啊，所以妈妈不得已要叫醒你。放心，你吃饱喝足拉完尿完以后会睡得更好的。"哦，原来是这样啊，看来爱睡也不见得就完全是件好事。不过正如妈妈所说，我醒来以后又美美地饱餐了一顿，把肚子里的东西排泄一空以后确实更舒服了，睡得更香甜了。

时大姐讲故事

新生儿出生以后，按常理来说，睡眠都比较多，因为宝宝的神经系统发育得不是十分完善，大脑皮层的兴奋度比较低，容易疲劳，也容易进入睡眠状态，所以新生儿尤其是在头半个月爱睡觉是非常正常的。

但是有一些情况一定要引起注意，一个是新生儿出黄疸的时候嗜睡是不好的，一定要尽量让他起来多吃多喝多排多泄，有助于黄疸的消退。再一种需要注意的情况就是早产儿，因为过早地离开母体一时不能适应外部生活，早产儿一般都会用睡觉的方式来对抗这种不适。我曾经接过一对双胞胎，分别叫宝宝和贝贝，这俩孩子特别爱睡觉，也不知道饿，一天到晚睡觉，尤其是晚上，一睡就睡七八个小时。虽然大人休息得比较好，但是孩子发育情况却非常不好，这俩孩子的黄疸还特别严重。

我一看这不行啊，就把孩子叫起来喂，不管怎样，保证他们两个小时就进食一次。这俩孩子因为是早产，力气还比较小，不爱喝奶，喝着喝着又想睡。我就想各种办法，比如挠他们的手心、脚心、耳朵不让他们睡，说话的时候用夸张一点的语调吸引他们的注意力，还经常跟他们沟通交流，减少他们的睡眠时间。所幸后来两个宝宝的睡眠时间都有所调整，逐渐不那么爱睡了，体重增长得也比较理想。

还有一类宝宝，天生就有点“懒”，表现为不爱动，也不愿吸奶，特别爱睡。俊俊就是一个这样的宝宝，我是在俊俊出生后第6天到他家的。据妈妈说俊俊刚出生的时候光睡觉，奶头和奶嘴放进他嘴里动都不动，直到第三天，才勉强裹了一下奶嘴，然后就又睡了。我一看妈妈的乳头，条件也不是很好，有点内陷，我就先把妈妈的奶推空，因为她胀得很硬，孩子不好含，一般等孩子睡醒哭闹张大嘴的时候我就会赶紧给他塞上奶头。塞上以后，他吸吮几下就又不动了，我就想办法叫醒他，挠他的耳朵，挠他的小脚，让他继续吸。虽然俊俊吃的奶一直不多，但为了保证母乳喂养我还是没有给他加很多奶粉，到了满月的时候他才长了1斤2两，社区大夫就说我们喂养得不好。其实我心里很清楚怎么回事，但是如果给宝宝加的奶粉太多他就更不愿吸妈妈的奶了。出了满月以后，孩子好像逐渐适应外部环境了，变“勤快”了很多，愿意主动喝奶了，吸吮的时间也长起来，奶粉逐渐减少，妈妈的奶水也越来越多。到了第二个月，俊俊长了3斤多，全家都松了一口气。

在这里需要提醒家长们的是，不要因为宝宝的“懒”而导致家长的“懒”，喂奶粉是省事，但是会让宝宝错失喝母乳的机会。当然如果宝宝是早产儿的话又另当别论，因为早产儿最重要的就是要把体重长起来，如果不认乳头可以先把奶推出来给宝宝喝，体重长起来以后再逐渐给宝宝改习惯。

时大姐实战护理法

遇到嗜睡宝宝，尤其是黄疸严重的宝宝，一定要想办法适时叫醒宝宝喝奶，具体方法如下：首先，增加喂奶次数和喂奶时间，多次尝试，每次尽量将时间拉长，以保证宝宝奶水的摄入量；其次，在保证不冻到宝宝的前提下，可以多打开宝宝的包被，促进宝宝意识的清醒；第三，多使用一些促进宝宝清醒的手段，比如挠挠耳朵、脚心，放放音乐，多跟宝宝说话等。

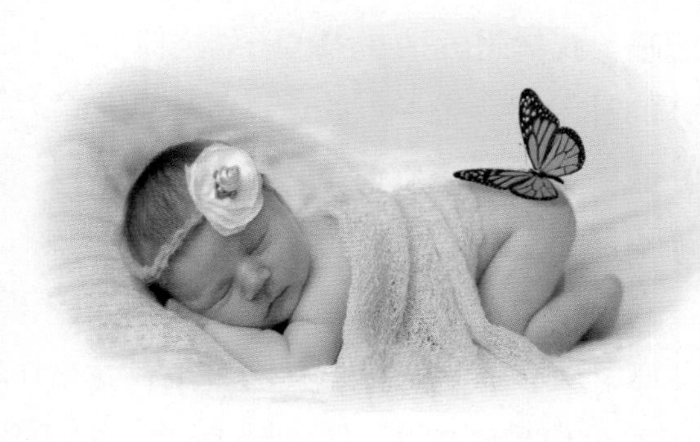

一般来说，宝宝出生第一周里需要多给宝宝补充能量；其次，如果宝宝黄疸严重，也需要多叫宝宝起来喂奶。排除这两种情况不必多次把宝宝叫起来喂奶。

专家点评

良好的睡姿有利于新生儿头颅的发育，因而建议睡姿采用仰卧或侧卧，经常变换体位。新生儿通常每天要睡18 ~ 20个小时，但未满月的宝宝不宜长时间睡眠，家长应该每隔2 ~ 3个小时弄醒一次，以方便喂养。晚上不睡觉或睡得少，与宝宝睡眠节律被打乱有关，尽量白天不要睡太多，夜间要营造一个安静、昏暗的环境有利于其睡眠。睡觉时突然惊醒或哭闹不止，可能是早期缺钙的表现，可以适当补钙，多给宝宝晒太阳。

宝宝日常生活记录表

这张表格不但可以详细记录宝宝的身体状况，还可以成为宝宝长大之后的留念，妈妈一定要仔细地帮宝宝记录哦！

日期		星期		气温		室温		湿度		体温
哺乳情况		时间	数量	有无溢乳	备注		时间	数量	有无溢乳	备注
	1					2				
	3					4				
	5					6				
	7					8				
	9					10				
喂水情况		时间	数量	原因	备注		时间	数量	原因	备注
	1					2				
	3					4				
大便情况		时间	数量	外观	原因		时间	数量	外观	原因
	1					2				
	3					4				
	5					6				
	7					8				
小便情况		时间	数量	颜色	原因		时间	数量	颜色	原因
	1					2				
	3					4				
	5					6				
	7					8				
脐带消毒情况	次数	时间		原因		次数	时间		原因	
	1					2				
	3					4				
睡眠状况	次数	起止时间		睡眠状况		次数	起止时间		睡眠状况	
	1					2				
	3					4				
洗澡抚触情况										
服用药物情况										
皮肤异常情况										
宝宝其他情况										

第1日
第2日
第3日
第4日
第5日
第6日
第7日
第8日
第9日
第10日
第11日
第12日
第13日
第14日
第15日
第16日
第17日
第18日
第19日
第20日
第21日
第22日
第23日
第24日
第25日
第26日
第27日
第28日
第29日
第30日

妈咪的宝贝日记

各位妈咪，请根据自己的心情随便涂鸦哦！

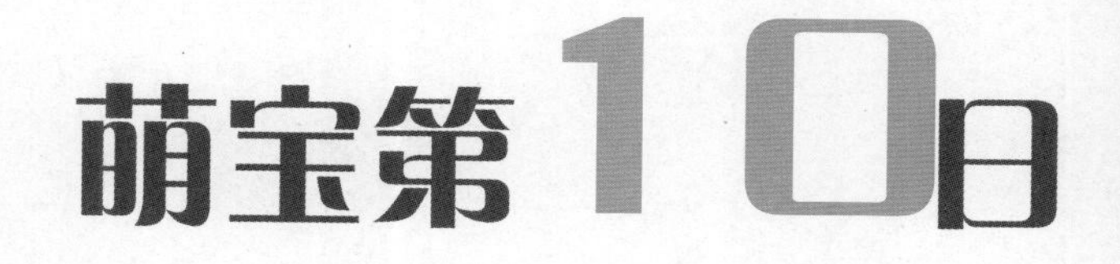

屁股好疼啊，是不是红了？
——宝宝红屁股护理

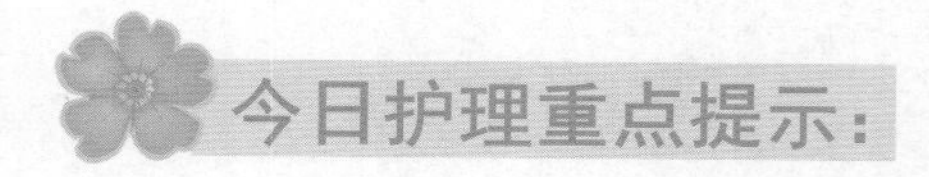

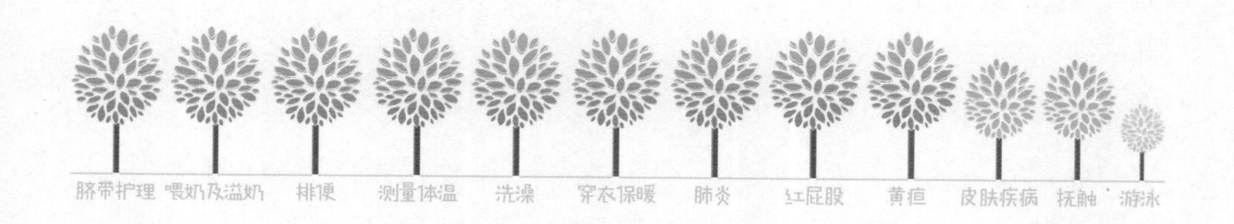

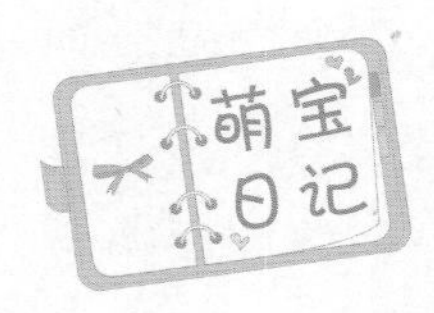

最近几天我的黄疸好像越来越严重了，听时阿姨说黄疸正常7天左右就会消退，可是我的黄疸不但没有褪好像越来越严重了。社区大夫来的时候给我测了黄疸值，貌似很高啊，大夫建议妈妈给我吃点退黄疸的药，妈妈同意了。

时阿姨把药给我装在了奶瓶里，黑乎乎的，一看就不好喝，喝到嘴里果然不是妈妈的奶那种香甜的味道，不过还能接受。喝完药之后我大便的次数明显增加，而且好像不再是金黄色的了，变成了难看的棕黄色。每次拉完臭臭，时阿姨都仔细地帮我清洗，还给我涂上护臀膏。但是，我还是觉得越来越不舒服，好像有点疼。我特别不喜欢换尿布，当时阿姨又一次给我换尿布的时候我“哇”得就哭了，屁股真的好疼啊。时阿姨心疼地看着我，转头对妈妈说：“皮皮吃了两天退黄疸的药，拉得越来越频繁，好像有点红屁股了。”妈妈问：“什么是红屁股？是皮肤发红吗？”“不完全是，红屁股是指轻度的尿布疹，就是小水泡泡，严重的话会肿胀、破损甚至流水。”“这么严重啊！”妈妈也凑过来看我的屁股，“其实，宝宝正常大便一般来说是不会造成红屁股的，最近几天皮皮吃退黄疸的药，拉的次数太多，经常摩擦肛门和屁股，他的皮肤太娇嫩了，受不了大便的侵蚀和频繁的擦洗，所以现在就开始发红了，如果继续下去还有可能更严重呢。”时阿姨接着说。“那怎么办呢？”妈妈问。“我之前一直给皮皮擦护臀膏，现在看来光擦护臀膏还不够，晒太阳对皮皮的红屁股和退黄疸都有好处。现在是夏天，即使是室内光线也比较强烈，我们就不用直接晒了，把他的屁股裸露在空气中通通风就可以了。”

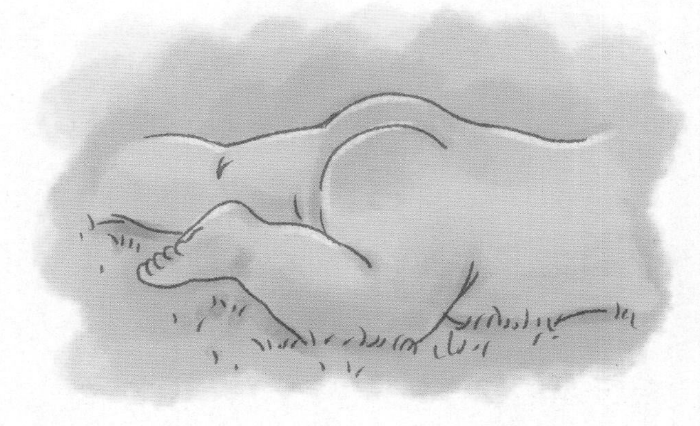

就这样，这几天我一直没有穿尿布，睡醒了或者洗完澡时阿姨会把我的小屁股完全裸露出来，睡觉的时候给我盖上，果然过了没几天，我就觉得屁股好像不疼了。据时阿姨说我的黄疸逐渐消退了，红屁股也彻底好了。不过时阿姨说我的皮肤很娇嫩，还是要好好护理，隔三差五的她还是会给我来个“空气浴”呢。

时大姐讲故事

一般来说，无论母乳喂养还是人工喂养，新生儿的大便次数还是比较多的，加之宝宝的皮肤娇嫩，孩子就会面临红屁股的风险。我们在宝宝大便后要给宝宝冲洗一下，应避免过多摩擦宝宝的皮肤，然后涂上护臀膏。但是由于宝宝个体差异，护臀膏一定要好好选择，尤其父母是过敏体质的，那就更要注意了。

琪琪是一个长着丹凤眼的小女孩，特别好看。琪琪妈妈的母乳很充足，大约一个礼拜琪琪就已经纯母乳喂养了，但是琪琪有点母乳性腹泻，大便次数特别多。一开始我给她用护臀膏，但是后来拉得厉害了，屁股开始发红。我就让琪琪的爸爸去买了鞣酸软膏，一般红屁股这个软膏都特别有用。但是琪琪很奇怪，抹上这个药膏不但没见好反而更厉害了，她屁股上本来核桃大小的红斑变成苹果大小了。我一想，可能是对这个软膏过敏，就赶紧给她洗掉了。然后我问琪琪的妈妈有没有过敏史，妈妈说没有，我再问爸爸，爸爸说有，而且过敏的东西非常多，我只好给她换了药，换成了紫草油。因为紫草油是纯中药的，孩子一般都不过敏，后来琪琪的红屁股才逐渐好起来。

父母的过敏体质非常容易遗传给孩子，尤其是在新生儿期间，不过家长不用过于担心，一般来说随着月龄增加，情况会逐渐改善。浩浩是一个虎头虎脑的小男孩，我记得是在2008年5月份的时候出生的，可是浩浩出生第五天屁股居然红了。我很疑惑，因为经我照顾的宝宝绝不可能穿多了，浩浩的黄疸也不严重，又没吃过药，拉的也不多。我不明所以，先用传统的方法每次给他洗完屁股就涂上鞣酸软膏，每天都给他晾屁股，一般白天就好得差不多了。但是我第二天早上过去一看又严重了，如此反反复复，连他的脖子底下都有很多小红点。我就跟浩浩的妈妈聊天，问妈妈有没有过敏经历。妈妈说她以前在南京上大学时有过一次非常严重的过敏经历。那时南京阴雨连绵了好多天，空气太潮湿，她的皮肤受不了，开始过敏了，身上长了一大片红疹子。从那儿以后只要空气一过于潮湿她就会过敏。我一听就明白了，浩浩遗传了妈妈的潮湿过敏体质，一潮湿就发红，新生儿脖子挺不起来，所以脖子容易潮湿，晚上穿纸尿裤睡觉，红屁股就会严重起来，怪不得白天好了晚上又严重。从这以后就尽量避免浩浩的皮肤潮湿，白天连尿布都不给他穿，他睡着了我就托着他的脖子给他脖子扇一会儿风，尽量让他的脖子干燥。但是晚上睡觉实在不能不穿纸尿裤，我就让妈妈尽量勤给他换。随着浩浩月龄的增加，潮湿过敏的情况越来越轻，大约两个月就彻底好了。

时大姐实战护理法

一、宝宝屁股的日常护理方法

1. 尿布的选择与更换

请见“萌宝第2日宝宝的日常护理（一）”相关的护理知识。一定要经常为宝宝检查尿布，如有大小便要及时更换，因为大小便里的酸碱物质会对宝宝的皮肤造成一定的刺激，如果宝宝消化不良，大便的刺激性就更强。

2. 屁股的清洗

每次宝宝大便以后，我们都要用温水给他清洗。清洗一般都是蘸拭，不要硬硬地去擦，因为宝宝的皮肤特别娇嫩，清洗胎便更是如此。尤其小女孩的尿道比较短，只有成人的六分之一，很容易被大便污染，所以要从前往后清洗。

3. 屁股的护理

清洗完毕后，最好用块干布轻轻地吸掉水分，再把屁股暴露到空气中晾一下，晾完涂上护臀膏或者鞣酸软膏，切记不能使用爽身粉。

二、宝宝红屁股后的护理方法

一般来说，轻度的尿布疹就叫臀红。一旦表皮发红就会有些小红疹，就是小水泡泡一类的，严重时会肿胀、破损或者流水。如果宝宝已经臀红，除了按日常的清洗方法进行护理外，动作要更加轻柔，这个时候就不要再给宝宝垫尿布了，而要把宝宝的屁股充分暴露在空气中，如果能晒晒太阳会更好。

三、治疗红屁股药品推荐

1. 鞣酸软膏

绝大部分宝宝使用后效果比较明显。

2. 紫草油

如果宝宝对鞣酸软膏过敏可以考虑使用。

3. 绿茶水

将绿茶泡成水，然后将茶叶过滤出来，用茶叶水给宝宝洗屁股，可以去油腻、杀菌，又消炎止痛，非常不错，比较适合没有破皮的时候使用。

专家点评

臀红主要是由于新生儿柔嫩的皮肤受尿液等的刺激所致，严重时可致臀部破溃。因此，新生儿使用的尿布应具有清洁、柔软、吸水力强等特点，而且不能在尿布下垫放塑料布或橡皮布。因为塑料布与橡皮布均不透气，使用后小儿臀部会始终处于湿热的环境中，从而更易发生臀红。洗尿布时应将尿布中的皂液或碱性成分洗净，用开水烫洗后在阳光下晒干，以备再用。

宝宝日常生活记录表

这张表格不但可以详细记录宝宝的身体状况，还可以成为宝宝长大之后的留念，妈妈一定要仔细地帮宝宝记录哦！

日期		星期		气温		室温		湿度		体温	
哺乳情况		时间	数量	有无溢乳	备注		时间	数量	有无溢乳	备注	
	1					2					
	3					4					
	5					6					
	7					8					
	9					10					
喂水情况		时间	数量	原因	备注		时间	数量	原因	备注	
	1					2					
	3					4					
大便情况		时间	数量	外观	原因		时间	数量	外观	原因	
	1					2					
	3					4					
	5					6					
	7					8					
小便情况		时间	数量	颜色	原因		时间	数量	颜色	原因	
	1					2					
	3					4					
	5					6					
	7					8					
脐带消毒情况	次数	时间	原因			次数	时间	原因			
	1					2					
	3					4					
睡眠状况	次数	起止时间	睡眠状况			次数	起止时间	睡眠状况			
	1					2					
	3					4					
洗澡抚触情况											
服用药物情况											
皮肤异常情况											
宝宝其他情况											

妈咪的宝贝日记

各位妈咪，请根据自己的心情随便涂鸦哦！

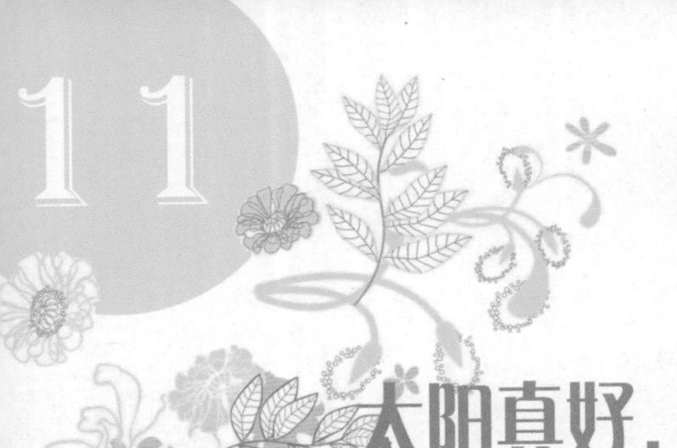

萌宝第11日

太阳真好，快给我来个日光浴吧！
——宝宝晒太阳

今日护理重点提示：

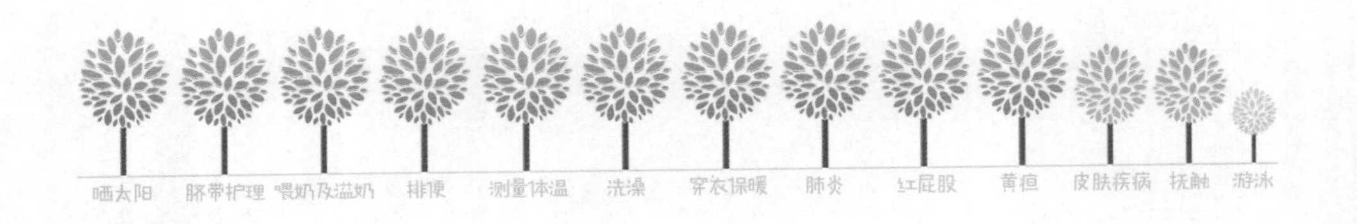

萌宝日记

昨天跟大家说过，最近几天我的屁股有点红，所以时阿姨给我安排了“空气浴”。时阿姨说“阳光浴”、“空气浴”和“水浴”对我的身体成长特别有好处，可是我出生的季节在夏天，光线太强烈了，她怕晒伤我的皮肤，加上空气中折射的太阳光线也不少，所以她就二者合一，给我安排了“阳光空气浴”。

我可喜欢这个“阳光空气浴”了，因为可以不用穿衣服，虽然只有下半身不穿，但是也特别自由自在，特别舒服。想当初我在我妈妈肚子里也是什么都不穿的呀，出来之后整天要穿这个穿那个，再舒服的衣服也没有不穿舒服呀。

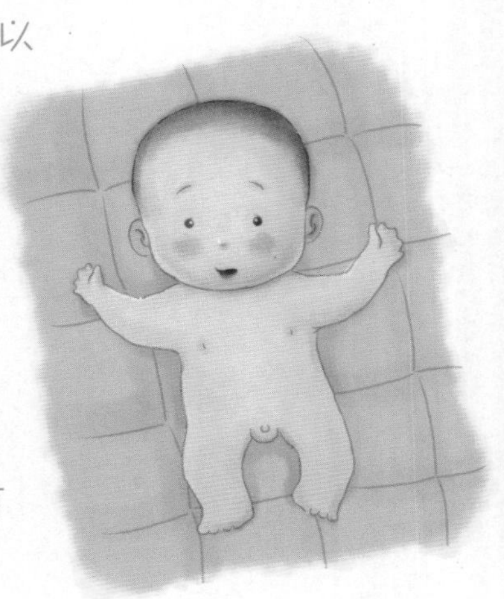

每当我进行“阳光空气浴”的时候，妈妈就会在我旁边给我讲故事、唱歌、看卡片，有

时候她还会抱抱我，直接跟妈妈的皮肤接触，我觉得好舒服，好有安全感啊。不过有的时候我也很“调皮”，比如妈妈刚抱起我来我就毫不客气地尿在她身上或者拉在她身上，妈妈一边换衣服一边笑着摇头，嘴里说着：“真拿你没办法。”我就在心里偷偷地笑。妈妈，其实我也不是故意的啦，有时候我自己都没意识到，就已经拉了尿了，就像时阿姨说的我的哪个括约肌没长好来着？我也忘了。

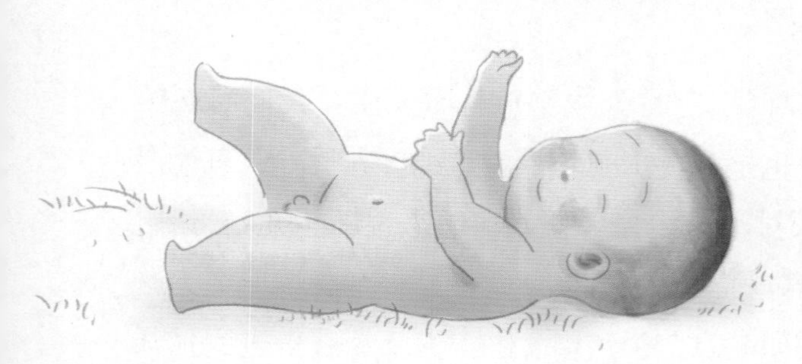

我沐浴一会儿妈妈就会给我喂奶，我喝着喝着就会睡着，这个“阳光空气浴”看起来很轻松，其实也是很费力气的，因为我一开心就不停地蹬小脚，一会儿就累了。小朋友们，你们也快来享受一下吧。

时大姐讲故事

还记得我前面跟大家提过黄疸特别严重的萌萌吗？萌萌去医院蓝光照射后黄疸值仍然很高，但是我不想再给萌萌吃太多去黄疸的药了，因为我觉得孩子太小了，即便是吃药把黄疸治好了，孩子的肠胃也会受影响。因此萌萌出满月后我就没有再给她吃药，使用的是物理退黄的方法，那就是晒太阳。正好萌萌满月了，可以抱出去了，我们就避开太阳最厉害的时候天天带她出去，在她56天的时候黄疸终于下去了。虽然萌萌的黄疸最终被“晒”好了，但是晒太阳毕竟只是物理退黄的方法之一，如果宝宝黄疸症状严重，家长们要根据宝宝情况选择最合适的治疗方法，不能简单认为黄疸晒一晒就能治好。

小小是个可爱的小男孩，纯母乳喂养。他出黄疸的情况比较特别，就是一直不太严重，也没有上升的趋势，从第三天出到第二十天几乎完全是一样的，但就是不退。小小其他方面发育得都不错，脐带长得很好，吃奶也很少溢奶，看他黄疸的程度好像也没必要吃药，虽然隔着窗户晒太阳吸收不到紫外线，但是对治疗红屁股还是有好处的。于是我就建议给他晒太阳。小小家的阳台特别大，那时是冬天，但是家里有暖气，温度能在23℃左右，我就把房门、窗户全部关上，找太阳比较好又不是很强烈的时候给他晒，上身穿个小衣服，下身光着，晒了大约10天，小小的黄疸也好了。

给宝宝晒屁股的姿势要根据宝宝的个体差异有所变化。我们前面提过的麦兜，有个堂妹叫丫丫，也是我看护的。丫丫是纯母乳喂养，有个很大的特点就是吃奶时特别容易排泄出少量大便。一般来说新生儿吃母乳，如果力气大点或者哭闹都有可能排泄出少量大便，但是丫丫的情况更为严重，好像随便一动都会挤出大便来。在丫丫出生的第五天，我一进门打开丫丫的尿布就傻眼了，尿布上糊着一泡大便，而且看样子已经时间不短了，丫丫的屁股在大便的碱性刺激下已经红了，所幸还不是太严重。我就给她抹上鞣酸软膏晒太阳。很多宝宝我都会让他们趴着晒，这样更有利于阳光与屁股的直接接触，但是丫丫我就没有让她趴着，因为她是女宝宝，趴着如果排出大便来就会污染她的会阴处，得不偿失。于是我就让她侧躺着，两个腿盘着，背对着太阳，既不污染，又可以防止太阳直接照射到她的眼睛，一举两得。

时大姐实战护理法

给宝宝多晒太阳有三个主要的优点，一是防止宝宝臀红；二是帮助宝宝退黄疸；三是促进宝宝钙吸收。一般来说给宝宝晒太阳需要注意几点：

1. 温度

如果在床上晒，保证床上的温度在30℃～34℃，可以拿水温计放到床上测量温度，应注意床温和室温不是一回事。

2. 部位

给宝宝晒太阳要注意避免阳光晒到宝宝的头部，尤其是眼睛，新生儿的视神经正处在发育阶段，不能受强光刺激。月子里在阳台上晒的时候可以用小被子等物体在宝宝头部遮挡一块阴影；出满月后如果到室外晒太阳，最好戴帽子遮住头部。

3. 时间

一般一天两到三次，每次晒的时间不要过长，刚开始晒的时候，时间最好保持在5～10分钟，然后循序渐进，慢慢地增长，但最好不要超过30分钟，因为晒得过热，宝宝有可能长湿疹。

4. 物品准备

为了防止宝宝弄脏床单，可以在宝宝身下垫上隔尿垫。

5. 季节

夏天光线充足，新生儿在屋内空气浴就可以，无需额外晒太阳，以免晒伤。满月之后的宝宝可以在早晨和晚上光线不是很强烈的时候到室外晒一晒。其他季节可以依床温选择时间段。

6. 补水

晒完太阳之后，一定要及时给宝宝补充母乳或水分。

专家点评

阳光中的红外线，照射人体后，能使全身得到温暖；阳光中的紫外线，可使皮肤中的脱氢胆固醇转变为维生素D，从而促进人体吸收食物中的钙和磷，可以预防佝偻病。尤其冬天出生的宝宝及人工喂养、双胎或多胎的宝宝更应多进行日光浴。进行日光浴时，时间应由短到长，刚开始每日3～5分钟，以后可逐步延长，但不能隔着玻璃晒太阳，因为紫外线不能穿透普通玻璃，所以隔玻璃晒太阳对婴儿是无效的。

宝宝日常生活记录表

这张表格不但可以详细记录宝宝的身体状况，还可以成为宝宝长大之后的留念，妈妈一定要仔细地帮宝宝记录哦！

日期		星期		气温		室温		湿度		体温	
哺乳情况		时间	数量	有无溢乳	备注		时间	数量	有无溢乳	备注	
	1					2					
	3					4					
	5					6					
	7					8					
	9					10					
喂水情况		时间	数量	原因	备注		时间	数量	原因	备注	
	1					2					
	3					4					
大便情况		时间	数量	外观	原因		时间	数量	外观	原因	
	1					2					
	3					4					
	5					6					
	7					8					
小便情况		时间	数量	颜色	原因		时间	数量	颜色	原因	
	1					2					
	3					4					
	5					6					
	7					8					
脐带消毒情况	次数	时间	原因			次数	时间	原因			
	1					2					
	3					4					
睡眠状况	次数	起止时间	睡眠状况			次数	起止时间	睡眠状况			
	1					2					
	3					4					
洗澡抚触情况											
服用药物情况											
皮肤异常情况											
宝宝其他情况											

妈咪的宝贝日记

各位妈咪，请根据自己的心情随便涂鸦哦！

萌宝第12日

妈妈，你的奶好像每天味道不太一样哦？——妈妈饮食对宝宝的影响

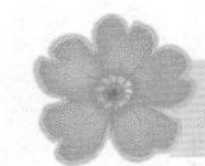

今日护理重点提示：

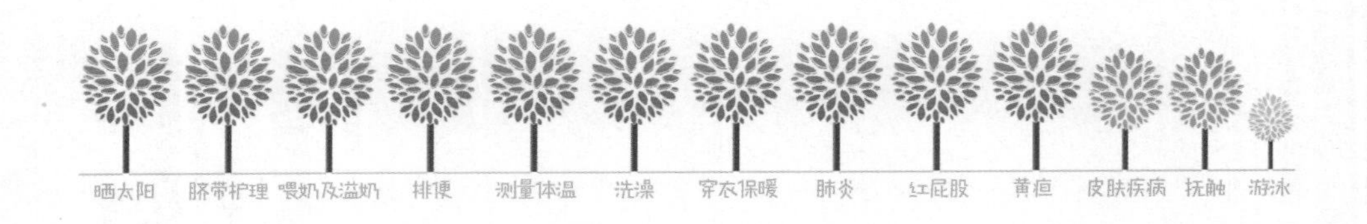

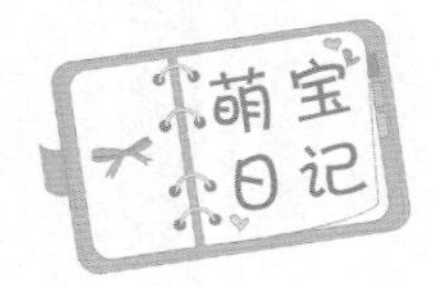

这几天一直喝妈妈的奶，我发现一个奇怪的现象，那就是妈妈的奶每天好像味道不太一样，怎么个不一样法呢？里面好像有些细微的区别，但是具体有什么区别我又说不出来。

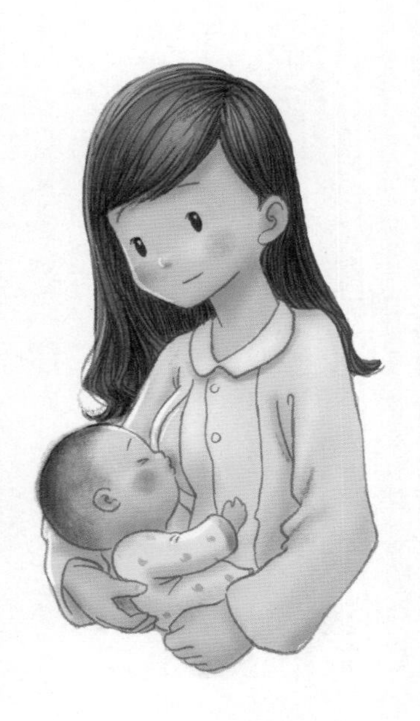

刚巧今天奶奶、妈妈和时阿姨谈起了这个话题，原来我的嘴唇上长了个泡，怪不得这两天喝奶觉得有点疼。奶奶就说是因为妈妈吃的东西太咸了，所以我嘴唇上就会长泡，妈妈觉得她已经吃得够淡了，她就来问时阿姨到底怎么回事。

时阿姨听了她们的争执之后说："皮皮嘴巴上长泡是正常现象，跟妈妈吃盐多少没有多大关系，你想宝宝的嘴巴表皮那么娇嫩，每天又用那么大力气不停地吸吮，磨起泡来不是太正常了吗？这个不需要太过担心，这层泡蜕掉以后宝宝的唇部皮肤会越来越抗磨。不过，妈妈的饮食对奶水有影响这倒是真的。首先，能够影响奶水的味道。我们阳光大姐公司培训的时候老师说过国外有专家做过实验，哺乳期的妈妈吃的东西不一样，乳汁的味道居然各不相同，所以在哺乳期妈妈要多尝试各种食物，这样孩子长大了也就不会挑食；其次，妈妈饮食中所蕴含的营养元素、过敏元素、维生素等都会被宝宝摄取，所以，妈妈要管住自己的嘴巴，不能想吃什么就吃什么，要多吃有利于宝宝成长、有利于泌乳的食物，少吃不适合宝宝摄取的食物，容易引起宝宝过敏的食物更是不能吃。”妈妈听得连连点头，不过她一会儿又皱起了眉头：“难道我要给皮皮喂两年奶，这两年就不能吃辣的，也不能吃不那么营养但是我喜欢吃的东西了？”她问时阿姨，时阿姨非常同情地看着她，然后点了点头。妈妈好失望，不过她转头看了看我，像是下了很大决心似的对我说：“为了我的宝贝儿皮皮，我就忍忍吧。”时阿姨对我说：“你看，皮皮，妈妈就是这么伟大。”

是的，妈妈为了我可以付出那么多，多到我都没办法形容，等我长大了我一定要回报给我的妈妈更多更多的爱，妈妈，我爱你！

时大姐讲故事

Olivia是个特别漂亮的女宝宝，虽然还没出满月，睫毛就已经很长了，而且还是卷翘的，加上头发卷卷的，像个洋娃娃，妈妈就给她起了个英文名。Olivia出生之后顺风顺水，吃奶也很好，黄疸也不是很严重，算是比较好带的宝宝，可是在快出满月的时候却发生了一件事。妈妈吃了一个月月子餐，特别想吃水果，看到孩子一切都很正常，那时是六月份，正是桃子上市的季节，妈妈就吃了个很软的小桃子。吃完之后，妈妈什么事都没有，但是第二天Olivia却起了一身小疙瘩。我就意识到孩子可能是对桃子过敏，就问妈妈是不是对桃子过敏，妈妈说不是，但是爸爸对桃子过敏。

我赶紧给孩子护理。通过这件事我明白了不光是孩子加辅食的时候要慢慢加，试探着加，妈妈在吃东西的时候也要试探性地加，尤其是过敏体质的妈妈。

妈妈的饮食调理不是从哺乳期开始的，而是从孕期就要注意。我在2007年接了一个宝宝，名字叫泉泉，我赶到医院的时候泉泉出生还没有多久，我一看到他就震惊了。其实我见的宝宝真不少，有些外形异常的我前面也说过，泉泉最让我震惊的是他刚出生鼻子上就长了一个挺大的类似于粉刺的东西，上面还冒着白头，额头和脸蛋上也有一些小的。这个在大人身上比较常见，小孩子还真没见过，连护士都觉得很奇怪，而且这个东西消掉一个又长一个,长了一个多月才消停。我就问妈妈怎么回事，妈妈很不好意思地告诉我可能跟她怀孕时爱吃羊肉串有关系，泉泉的妈妈特别爱吃羊肉串，爱吃到一天不吃就吃不下饭。大家都知道羊肉温热，多吃容易上火，这火可都泄在宝宝身上了。一开始我也不敢给妈妈吃寒凉的食物来调节乳汁，尤其是泉泉的妈妈本身就是寒性体质，更不敢在饮食上调节得过多，只能每天给孩子拿碘伏消消毒，保持干净干燥，不让孩子抓着，洗澡的时候尽量避开。好在过了一个多月，基本就没问题了，而且一点疤痕都没有留下。

时大姐实战护理法

1. 坐月子最适合吃的食物

坐月子比较适合吃高蛋白、低脂肪的食物，比如豆制品、鱼类、禽类、奶类、内脏类、粗粮、菌类、蔬菜等，具体如小米、薏米、大枣、红豆等。

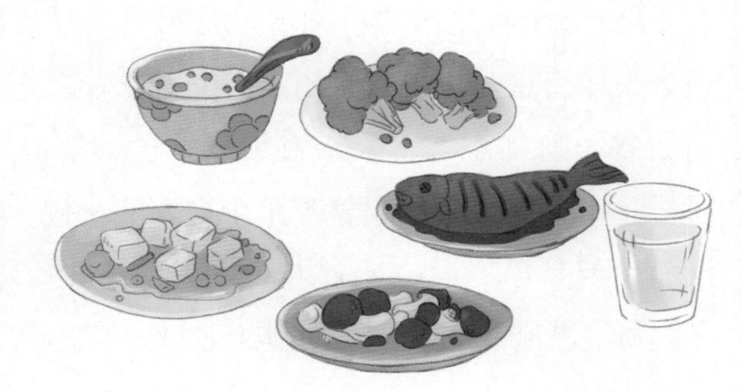

海参、鲍鱼、燕窝等食物也可以吃，但要控制好量，不能一下子摄取太

多，比如鲍鱼一天最多两个，海参一天或两天一个就可以。

阿胶可以给产妇补血，但是不适合恶露期间吃。

2. 坐月子可以吃的食物

其实产妇完全可以在月子期间进食水果，但要遵循循序渐进、由少到多的原则，如果天气比较寒冷，最好加热后再吃；如果室温达到26℃以上可以直接进食，但是不能吃太硬的水果，可以将水果切成小丁用牙签插着吃，避免用牙齿直接啃食水果给牙齿埋下疾病隐患；在进食水果时要密切观察宝宝大便，一有异样马上停止。

3. 坐月子不能吃的食物

辛辣的、凉的、过夜的、腌制的食物最好不吃，大补的食物如甲鱼等也要慎吃。

专家点评

母乳对于宝宝来说,是任何食物都不能比拟的最佳食品。因此，哺乳期的妈妈们饮食应注重营养全面，鸡鸭鱼肉、水果、蔬菜都可以食用，但更需注重的是食物的烹调方法，不宜过于油腻，尽量避免服用药物。除此之外，保持乳母良好的情绪状态，也是不容忽视的。

宝宝日常生活记录表

这张表格不但可以详细记录宝宝的身体状况，还可以成为宝宝长大之后的留念，妈妈一定要仔细地帮宝宝记录哦！

日期		星期		气温		室温		湿度		体温
哺乳情况		时间	数量	有无溢乳	备注		时间	数量	有无溢乳	备注
	1					2				
	3					4				
	5					6				
	7					8				
	9					10				
喂水情况		时间	数量	原因	备注		时间	数量	原因	备注
	1					2				
	3					4				
大便情况		时间	数量	外观	原因		时间	数量	外观	原因
	1					2				
	3					4				
	5					6				
	7					8				
小便情况		时间	数量	颜色	原因		时间	数量	颜色	原因
	1					2				
	3					4				
	5					6				
	7					8				
脐带消毒情况	次数	时间	原因			次数	时间	原因		
	1					2				
	3					4				
睡眠状况	次数	起止时间	睡眠状况			次数	起止时间	睡眠状况		
	1					2				
	3					4				
洗澡抚触情况										
服用药物情况										
皮肤异常情况										
宝宝其他情况										

妈咪的宝贝日记

各位妈咪，请根据自己的心情随便涂鸦哦！

萌宝第13日

脐带，你真的要离开我了吗？
——宝宝脐带护理

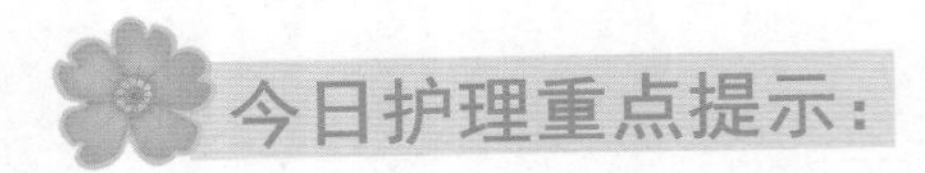

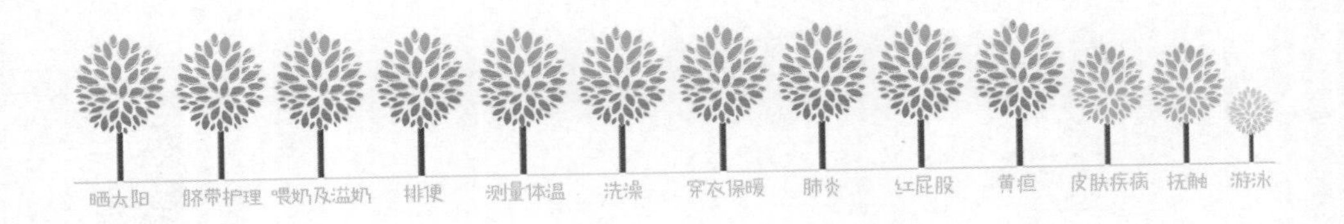

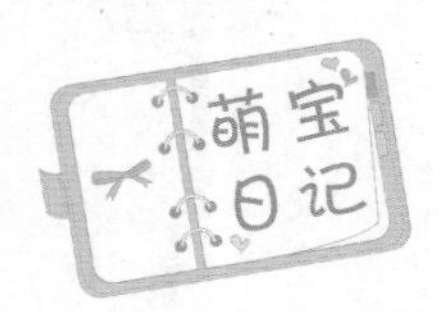

不知不觉，我从妈妈肚子里出来已经十几天了，这十几天就像一段冒险的旅程，我不知道下一秒会发生什么，感觉有时候我的小心脏都有点不堪重负啦。

其实我偶尔也会怀念在妈妈肚子里的时光，虽然爸爸妈妈很爱我，时阿姨也把我照顾得很好，但是我还是会想起那段无忧无虑的日子。就拿吃饭来说，那时候我哪需要为了填饱肚子使出全身力气啊，那时候我和妈妈之间有一根脐带连着，我什么都不用做，妈妈就把她的营养通过脐带全部传递给我啦。我对脐带可是充满着感情的，那是我和妈妈传递养份的桥梁，也是我和妈妈相亲相爱的见证。

可是在我离开妈妈肚子之后，医生阿姨把我和妈妈相连的脐带剪断了，都没跟我商量，哼！我现在想起来还有点生气呢。脐带剪断之后医生阿姨给它打了一个结，告诉妈妈说我的脐带过几天就会自动脱落，在脱落之前需要好好护理。

在医院的时候，医生阿姨帮我简单地进行了包扎，回到家以后时阿姨就每天给我消毒。虽然时阿姨的手法非常轻柔，但是我还是觉得怪怪的，有时候有点不舒服，我就会哭两声表示反抗，但是时阿姨还是坚持每天都帮我消毒。我时常担心：脐带，会真的掉下来吗？掉下来的时候疼不疼啊？

昨天，时阿姨给我消毒脐带的时候就跟妈妈说："看起来皮皮的脐带马上就要掉下来了。"今天，她打开我的小被子准备给我洗澡的时候忽然满脸笑容地跟妈妈说："皮皮妈妈，你快看，皮皮的脐带脱落了。"脱落了？什么？我的脐带掉下来了？我怎么一点都没察觉到？妈妈听了很高兴，她小心地把我的脐带捡起来拿给我看，并对我说："皮皮，这是从你身上掉下来的第一样东西，妈妈给你好好保存着，好不好？"我看了一眼，小小的，黑黑的，跟我记忆中的脐带一点都不像。我还沉浸在对脐带的回忆中，妈妈已经找了一个很漂亮的小盒子把我的脐带放了起来，她说要把我的脐带做成印章，长大了交给我当作纪念。看起来脐带脱落意义重大，好吧，我就接受你们的安排吧。

时大姐讲故事

在我的精心呵护下，皮皮的脐带没有发生红肿、积液、渗血等情况，在第13天的时候自然脱落了。新生儿脐带被医生在离新生儿肚皮1 ~ 2厘米的位置剪断后会形成一个创面，直径约1厘米左右，如果护理不当，病原菌就会侵入宝宝的身体，引起新生儿脐炎、破伤风、新生儿败血症等疾病。在护理的过程中首先要注意的就是保持宝宝脐部的干燥，千万不要让尿液污染脐部。

2013年10月份，我接了一个名叫壮壮的孩子。壮壮人如其名，长得虎头虎脑，非常可爱。壮壮回到家以后我就按照医生的要求每天给壮壮消毒脐部，也认真地做脐部的卫生工作。但是意外还是发生了，在壮壮出生的第五天，早上我上班之后按照惯例打开壮壮的小被子准备给他消毒，一打开就闻到一股臭味，壮壮的尿布正盖在他的脐部，上面已经全是尿液，尿液渗透到脐带里，脐带已经受到感染，所以发出臭味。我一看立即把尿布换掉，用干棉球把壮壮的脐带周围擦干，用碘酒和酒精棉签马上消毒，并且在保证保暖的情况下晾了晾壮壮的脐部。好在发现及时，没有引发炎症，两三天后壮壮的脐带就好了，没有再散发出异味。

宝宝的脐带一般在出生后7天左右就会自然掉落，但是也有宝宝长时间脐带不掉。糖糖是我在2009年接的一个小女孩，从医院回到家以后我每天给糖糖进行脐带消毒，每次消毒都很彻底，但是一直消毒到第10天，糖糖的脐带还是没有任何松动的迹象，里面那块肉也不发黑、不萎缩。我还是第一次碰到这种情况，就给一位儿科医生打电话，她说可能是糖糖出生时医生没有把她的脐带系紧所致，建议我带糖糖去医院再让医生处理一下。到了医院，医生看了糖糖的情况，说问题不大，不用再系，让回去继续消毒，我就带糖糖回家继续消毒，一直到糖糖出生后35天她的脐带才脱落。护理实践使我认识到这种情况下消毒要更为彻底，因为脐部系得不紧，更容易让细菌侵入，如果下水一定要给宝宝戴上脐贴，保护脐部安全。

我还遇到过一个有脐茸的宝宝。说来也怪，前面我说过护理过一对双胞胎宝宝：宝宝和贝贝，他俩的脐带我都是一样消毒，都是很彻底，但是宝宝的脐带在第10天顺利脱落，一点事儿也没有；贝贝的脐带脱落后中间却隆起一个小肉疙瘩，不红不肿不痛。我们就带贝贝去医院看了一下，医生说是脐茸，用化学药品给贝贝点掉了，还说是由于消毒不彻底引起的。但是我对宝宝和贝贝都是一样消毒的，宝宝就没事，贝贝却长了脐茸，看来消毒的工作没有最彻底只有更彻底。

还有一个宝宝叫硕硕，得了脐疝。脐疝是什么呢？就是宝宝每次哭的时候脐部就会高出来一块儿，俗称“哭得肚脐都掉出来了”。硕硕确实特别爱哭，每次哭都声嘶力竭，感觉用尽全身力气在哭。他一哭肚脐就会往外鼓，如果鼓得不厉害我就隔着衣服给他压着，可是后来鼓得比较厉害了，我就想了个办法，用一元硬币消毒以后固定在腰带里，顶住硕硕的肚脐。后来我还用乒乓球做了一个腰带，凸的那面顶住硕硕的肚脐，效果很好，硕硕的脐疝就慢慢好了。

时大姐实战护理法

一、脐痂脱落之前

1. 脐部干燥

先用干净的医用棉签蘸上75%的酒精或者0.5%的碘伏（医院一般已经配置好）擦拭一下宝宝脐部的表面，将脐痂软化，然后用一只手的大拇指和食指扒开宝宝的脐部，另一只手换一支干净的医用棉签蘸上酒精或碘伏深入到宝宝的脐窝深处（根部）擦一圈，再换一支干净的医用棉签擦一圈，直到脐部没有任何分泌物为止。

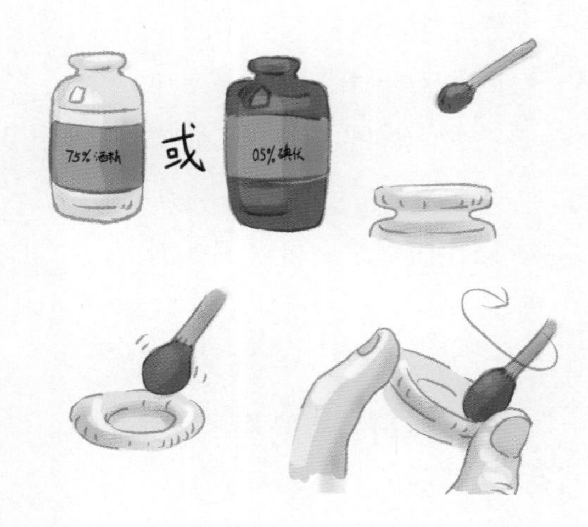

2. 脐部渗液

先用干净的医用棉签深入到宝宝脐窝深处擦一圈，吸走渗液，然后再用蘸上酒精或碘伏的医用棉签深入脐窝根部进行消毒，直到脐部没有任何分泌物为止。

3. 脐部渗血

方法与吸取渗液一样，在根部消毒时可以将棉签多压一会儿。

阳光小贴士

1. 很多妈妈都不敢给宝宝做彻底的脐部消毒，每次消毒时仅仅在脐带表面涂抹药水，未直达根部，这样做是很不可取的，尤其是当创面的一些分泌物掉落到脐部深处时。有些新生儿出生后脐带迟迟不脱落，很大程度上就是因为护理者护理时未有效消毒根部，导致脐带和脐窝粘连。

2. 护理完脐带如果室温合适可以让其暴露一会儿，一般一两分钟。

3. 一般来说，脐部干燥一天1 ~ 2次即可，如果脐部渗液或渗血，看到有渗出液体就可以消毒，每天4 ~ 5次。

4. 宝宝脐部如果有渗血或渗液的情况尽量不要沾水，如果非要沾水可以贴上脐贴，尽量缩短入水时间。

二、脐痂脱落之后

1. 脐部干燥

按照干燥的消毒方法继续消毒2 ~ 3天，然后就不要再碰它。

2. 脐部渗液

脐痂脱落之后可以继续消毒，一直消毒到没有渗液，然后再消毒2 ~ 3天。

3. 脐部渗血

脐痂脱落后渗血如果仍然顽固，可以敷一点云南白药，消毒到没有渗血，然后再消毒2 ~ 3天。

专家点评

在新生儿脐带未脱落时，每天用75%的酒精擦洗脐部一次，然后用消毒纱布盖上，不要在盆内洗澡。脐带脱落后，可以不用纱布，但必须保持脐部干燥清洁。发现脐部发红或有脓性分泌物时，则应进行消炎处理，如经过家庭处理后仍无好转，且病儿出现精神萎靡、拒奶、发烧等情况时，应立即送医院检查并治疗。

宝宝日常生活记录表

这张表格不但可以详细记录宝宝的身体状况，还可以成为宝宝长大之后的留念，妈妈一定要仔细地帮宝宝记录哦！

日期		星期		气温		室温		湿度		体温
哺乳情况		时间	数量	有无溢乳	备注		时间	数量	有无溢乳	备注
	1					2				
	3					4				
	5					6				
	7					8				
	9					10				
喂水情况		时间	数量	原因	备注		时间	数量	原因	备注
	1					2				
	3					4				
大便情况		时间	数量	外观	原因		时间	数量	外观	原因
	1					2				
	3					4				
	5					6				
	7					8				
小便情况		时间	数量	颜色	原因		时间	数量	颜色	原因
	1					2				
	3					4				
	5					6				
	7					8				

脐带消毒情况	次数	时间	原因	次数	时间	原因
	1			2		
	3			4		
睡眠状况	次数	起止时间	睡眠状况	次数	起止时间	睡眠状况
	1			2		
	3			4		

洗澡抚触情况	
服用药物情况	
皮肤异常情况	
宝宝其他情况	

第1日
第2日
第3日
第4日
第5日
第6日
第7日
第8日
第9日
第10日
第11日
第12日
第13日
第14日
第15日
第16日
第17日
第18日
第19日
第20日
第21日
第22日
第23日
第24日
第25日
第26日
第27日
第28日
第29日
第30日

妈咪的宝贝日记

各位妈咪，请根据自己的心情随便涂鸦哦！

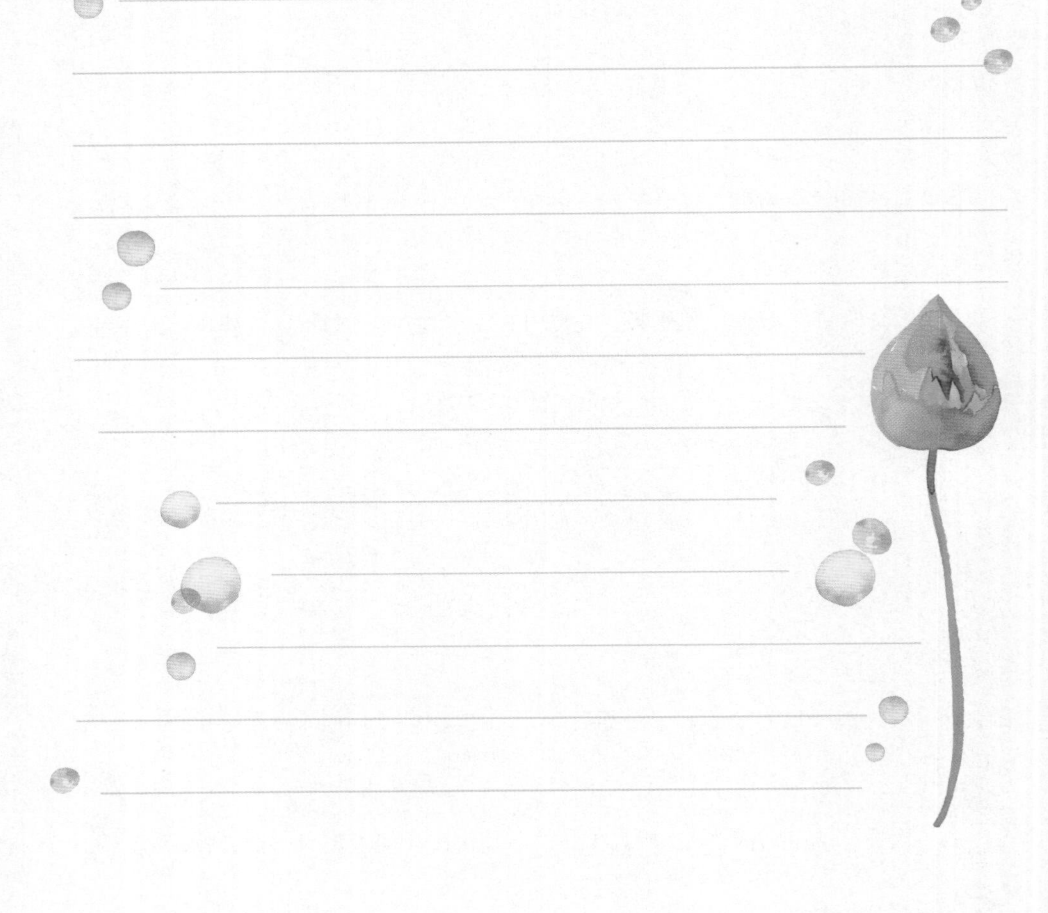

萌宝第14日

我在吐泡泡！——新生儿肺炎护理

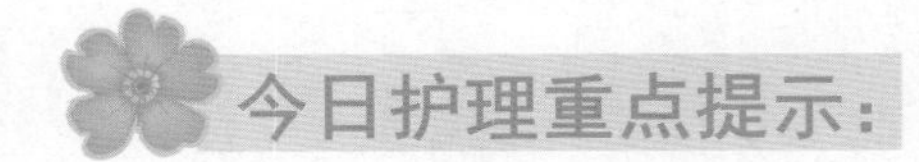

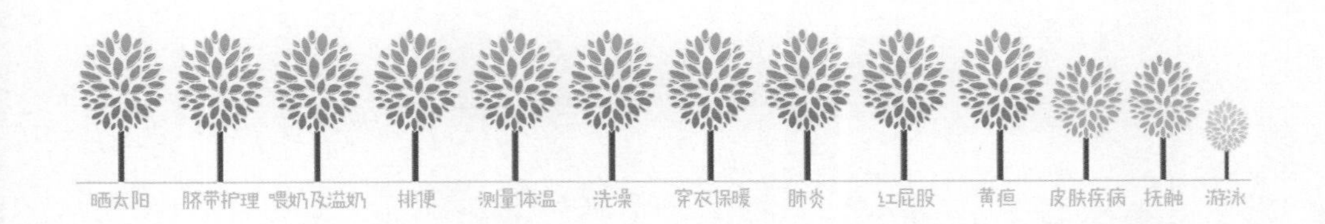

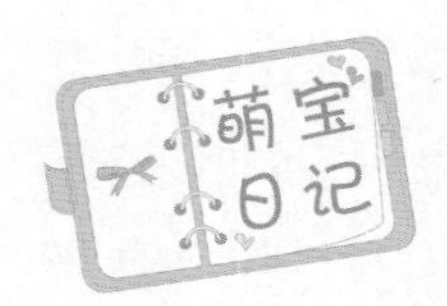

这几天好像一直没有看见爸爸，听妈妈说爸爸只能休一个礼拜的产假，所以他不能像妈妈一样天天跟我待在一起，不过爸爸一下班就会过来看我的，但是这都好几天了，怎么爸爸下班也不来呢？

想着想着，我看到爸爸推开门进来了，他不好意思地跟时阿姨说："姐，我实在是太想孩子了，你让我看看皮皮，抱抱他行吗？"时阿姨说："那你的感冒好了吗？"爸爸笑着说："快了，快了。"时阿姨说："皮皮爸爸，不是我拦着你看孩子，你感冒这么严重，我实在是怕你传染皮皮啊。孩子那么小，抵抗力也不够强，万一得了新生儿肺炎怎么办？我听你嗓子、鼻子还是很不舒服，咳嗽

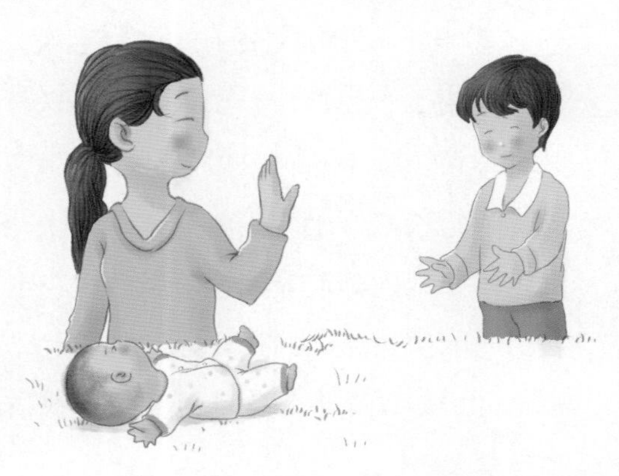

也没好，我看你还是别抱孩子了。实在不行，你戴上口罩远远地看看孩子吧。”爸爸听了没办法，只好回头出去找了个口罩然后站在门口看着我，爸爸的样子真滑稽呀，原来爸爸不来看我是因为重感冒，怕传染我得肺炎啊。

肺炎是什么呀？像我之前长的黄疸吗？可是我长黄疸的时候爸爸也来看我了呀。我正在认真地想着，不留神好像嘴里吐出了一些泡沫，时阿姨看到了说：“这孩子怎么开始吐泡沫了，不会真被爸爸传染成肺炎了吧？”妈妈听了很着急，赶紧让爸爸出去了，时阿姨安慰妈妈说：“也许只是吐了点口水，我看皮皮没有其他症状，精神也不错，我们观察观察再说吧。”我一点都不觉得难受啊，我想你们一定是搞错了，唉，不管你们了，我还是先去睡一觉吧。

时大姐讲故事

皮皮很幸运，确实没有感染肺炎，但是新生儿肺炎本身症状表现得就非常不明显，口吐泡沫是一个比较有价值的信息。如果可以排除溢奶等原因，发现新生儿口吐泡沫一定要密切观察。另外，新生儿肺炎有产前感染性肺炎、产时感染性肺炎和出生后感染性肺炎等类型，前面两种在宝宝出生后都已经没法改变了，只有最后一种需要我们特别注意，那就是让宝宝远离病原体。

2009年9月份我接了一个男宝宝，叫小鹿。小鹿的爸爸是家里的独子，现在又生了个男孩，一家人都特别兴奋。尤其是小鹿的爸爸和奶奶，一连几天都兴奋得睡不着觉。可是还没等小鹿和妈妈出院回家，爸爸就感冒了，我就提醒爸爸最好不要接触孩子，新生儿出生没多久，抵抗力弱，一旦感染肺炎，孩子大人都遭罪。爸爸虽然口头上答应了，但是行动上真的无法做到不看自己的宝贝儿子，我只好让他戴上口罩。那时候是9月份，天气还有点热，爸爸的口罩就有点戴不住，尤其是我下班走了之后爸爸就经常把口罩摘下来陪孩子玩。而且爸爸还把感冒传染给了奶奶，奶奶每天晚上都在医院照顾小鹿和妈妈，我也建议奶奶戴上口罩，但是奶奶也没有坚持下来。

那几天恰逢小鹿的黄疸出得最严重的时候，这时接触病原体不但对黄疸治疗没什么好处，还有可能引发新生儿肺炎。果然，悲剧发生了。一天晚上，奶奶给小鹿喂完奶之后没有拍嗝，换尿布的时候又把腿部抬得过高，小鹿就吐奶了，吐得很厉害，奶从嘴巴、鼻子里都出来了，奶奶就凑过去仔细地看小鹿，小鹿不停地咳嗽，半天都过不来气儿，口唇都已经发青了。第二天早上我上班以后听说了小鹿昨晚的情况，马上就建议家长带小鹿去医院看看，去了医院医生一看，说连片子都不用拍，已经患上新生儿肺炎了，建议小鹿住院治疗。奶奶听了医生的话当时眼泪就下来了，不停地说：都怪我，把感冒传染给了我的乖孙子，害得他这么小就要住院。

还有一种情况是家长对宝宝护理存在着多种误区导致的。2005年的时候我干月嫂还不久，接了一个叫彤彤的小女孩，当时彤彤出生十几天，因为黄疸和新生儿肺炎已经住院了。到了医院我发现彤彤很白，不像是黄疸没退，而且看起来也不像是患有新生儿肺炎。我就问妈妈，妈妈说彤彤严重呛奶，这是新生儿肺炎的症状之一，所以她们就来医院打针了。我怎么看彤彤都不像是新生儿肺炎，妈妈就说我要喂奶了，你看看孩子呛得多严重，搞得我都害怕喂奶了。于是妈妈就坐起来抱着彤彤喂奶。我那时候经验不是很丰富，但是我护理的不少产妇包括我自己都是躺着喂奶，我就让彤彤妈妈试着躺着喂。妈妈说那怎么行呢？专家说抱着可以防止呛奶，躺着更容易呛。我说不一定，反正孩子已经呛奶了，为什么不试试呢？妈妈就半信半疑地躺下了，结果彤彤一口奶都不呛。妈妈说那我再喂另一边试试，结果两边奶都喂完彤彤还是没有呛奶。呛奶的问题解决了，我就建议妈妈带孩子出院回家，因为孩子在医院扎针非常痛苦，那时都是我抱着扎针，孩子哭我也哭。我觉得孩子没什么问题，医生也觉得没什么问题，但是父母就是不放心，总觉得孩子呛奶不知道怎么解决，打了针比较安心。姥姥还说彤彤拉肚子，我一看他们还吃着退黄的药，拉肚子也很正常了，停药之后就不会拉了。看到我把彤彤两个问题都解决了，一家人终于同意出院回家。这个单子我干了半年，这半年里彤彤再没有生过病，非常健康。

新生儿肺炎有很多典型的症状，一是呛奶；二是口周发青，鼻翼翕动，体温升高或者不升，反应淡漠；三是哭闹、吐泡泡。这几点应该都是存在的，家长切不可因为孩子有其中一两个症状就草木皆兵，让孩子住院。

2007年12月份我接了一个叫薇拉的宝宝，宝宝出生第二天我就赶到了医院，可是刚看了一会儿薇拉就被送到重症监护室了。我问妈妈怎么回事，妈妈说是因为孩子出生以后有点呛奶，还轻微地吐沫沫，大夫检查了说问题不大，让我们回家好好护理。孩子的爸爸一听就毛了，不知道怎么护理啊，他就一个劲要求孩子住院，大夫最终同意了。虽然我只看了孩子几分钟，但凭我的经验，薇拉不像是有问题的孩子。到了探视时间，我又进去看孩子了，还是没发现孩子有什么问题，正好那里的护士长我很熟，她就跟我说孩子基本没问题，就是家长非得申请住院。三天以后我们就把薇拉接出来了，事实证明薇拉其实很健康，虽然稍微有点吐泡泡，但应该是肺部的正常反应，并不是新生儿肺炎。

时大姐实战护理法

1. 新生儿肺炎的症状

新生儿肺炎症状非常不明显，不发热，有时反而全身发凉，体温不升，甚至没有咳嗽，不易被发现。

一般来说新生儿肺炎有几个典型症状：一是呛奶；二是口周发青，鼻翼翕动，体温有时升高，反应淡漠；三是爱哭闹、吐泡泡。这几点大体来说应该都是存在的，如果孩子只有一个症状，但是其他各项反应都挺好，不要简单判定孩子得了肺炎，最好多观察几天；如果以上几个症状孩子都有，建议马上送医。

2. 新生儿肺炎的护理

宝宝即使得了肺炎，家长们也无需过多担心，重度的肺炎医生会留医治疗，轻度和中度的肺炎可以在家中治疗。

在家中治疗要注意始终保持宝宝的气道通畅，经常给宝宝变换体位，最好是头高侧卧位，保持呼吸道通畅，利于分泌物的排出；再就是要给宝宝定时测体温，因为高热对肺炎小儿特别不利，如有高热，要及时处理；新生儿得了肺炎往往不愿吃奶，要注意补充足够的液体和热量，可给宝宝采取侧卧位，少食多餐，多喂水，可以让孩子的咽喉部湿润一些，使稠痰变稀，呼吸道通畅。

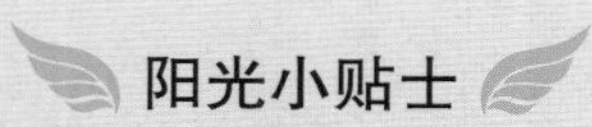

还可以通过新生儿的呼吸次数来判断孩子是否感染了肺炎。新生儿正常呼吸的次数应该是一分钟40 ~ 45次，如果孩子呼吸次数超过了55次/分钟，建议家长送医。

专家点评

新生儿肺炎是新生儿期最常见的一种呼吸道感染性疾病，常无典型的症状与体征，主要表现为一般情况较差，哭声低、少哭或不哭，吃奶少或拒奶，精神萎靡或烦躁不安，呛奶，咳嗽，呕吐或口吐白沫，呼吸浅短或不规则，双吸气，甚至呼吸暂停，很难听到细小湿罗音和捻发音。若新生儿得了肺炎，应注意将其置身于空气清新、阳光充足、室温22℃ ~ 24℃的环境中，并经常在地面上洒水以使室内保持一定的湿度。在喂奶时应每吸吮四五口便停止喂奶，以减少呛奶的发生率，并适当增加喂奶的次数，尽可能地让病儿多吃奶，以增加水分的摄入，防止发生脱水。

宝宝日常生活记录表

这张表格不但可以详细记录宝宝的身体状况，还可以成为宝宝长大之后的留念，妈妈一定要仔细地帮宝宝记录哦！

日期		星期		气温		室温		湿度		体温	

		时间	数量	有无溢乳	备注		时间	数量	有无溢乳	备注
哺乳情况	1					2				
	3					4				
	5					6				
	7					8				
	9					10				
喂水情况		时间	数量	原因	备注		时间	数量	原因	备注
	1					2				
	3					4				
大便情况		时间	数量	外观	原因		时间	数量	外观	原因
	1					2				
	3					4				
	5					6				
	7					8				
小便情况		时间	数量	颜色	原因		时间	数量	颜色	原因
	1					2				
	3					4				
	5					6				
	7					8				

脐带消毒情况	次数	时间	原因	次数	时间	原因
	1			2		
	3			4		
睡眠状况	次数	起止时间	睡眠状况	次数	起止时间	睡眠状况
	1			2		
	3			4		

洗澡抚触情况	
服用药物情况	
皮肤异常情况	
宝宝其他情况	

妈咪的宝贝日记

各位妈咪，请根据自己的心情随便涂鸦哦！

萌宝第15日

维生素D？终于可以吃点别的了！
——宝宝补充维生素D

今日护理重点提示：

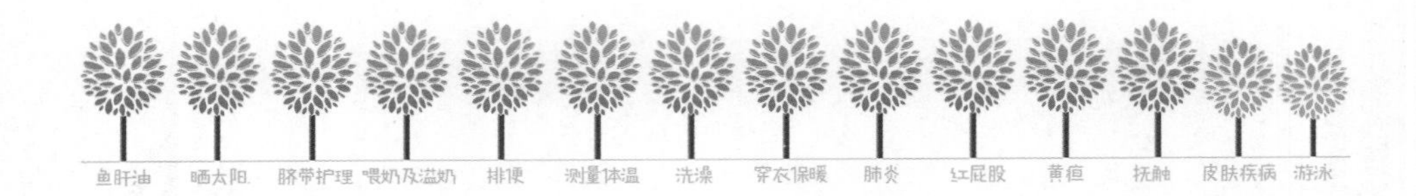

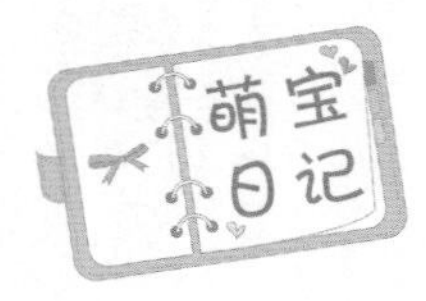

哇哦，新的一天又开始了。早上我睡醒以后，妈妈打开了窗帘，原来太阳公公比我起得还要早，我伸伸懒腰，享受着美好的早晨。

时阿姨过了一会儿就来了，她照例先来跟我说了会儿话，问我昨天晚上乖不乖，有没有好好吃奶，好好睡觉。那还用说吗？我可是远近闻名好带的宝宝啊，哈，抓住一切机会自我表扬一下。

吃完奶以后时阿姨给我拿来一个东西，绿色的，像个小炮弹一样。时阿姨对我说："皮皮，你已经出生15天了，因为你现在的活动能力大大提高，对于母乳里面的钙需求更多了，阿姨现在就给你吃个好吃的东西帮助你吸收好不好？""好吃的？"我本来还在懒洋洋地晒太阳，一听说有好吃的连忙竖起了耳朵，睁大了眼睛，有好吃的当然要吃啊。妈妈每天都可

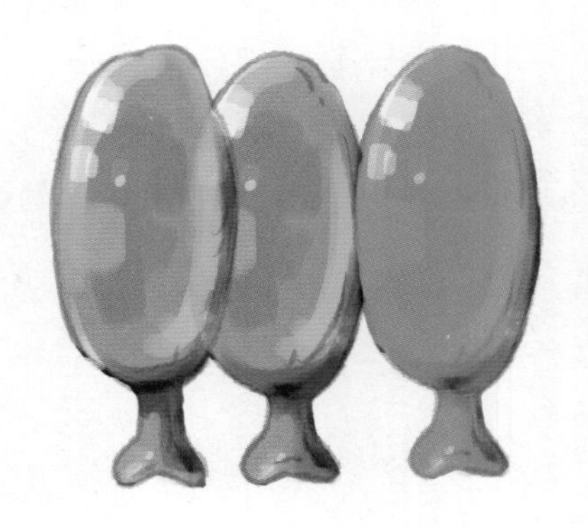

以吃好吃的，所以她的奶每天味道都不一样，我天天喝奶也想吃点别的啊。我就赶紧表示我想吃，时阿姨好像看懂了，她把绿色的“小炮弹”剪开，在我张大嘴的时候挤到了我嘴里。哇哦，好香啊，比妈妈的奶还要香。我拼命抿啊抿，想把这种味道留住，这种味道真是太棒了，可不可以再来一个？我望向时阿姨，阿姨笑着对我说：“不能再吃了，每天只有一颗，要不然会补充过量的，明天阿姨再给你吃一颗好不好？”没有了？早知道就不吃这么快了，唉，只能再等明天了。

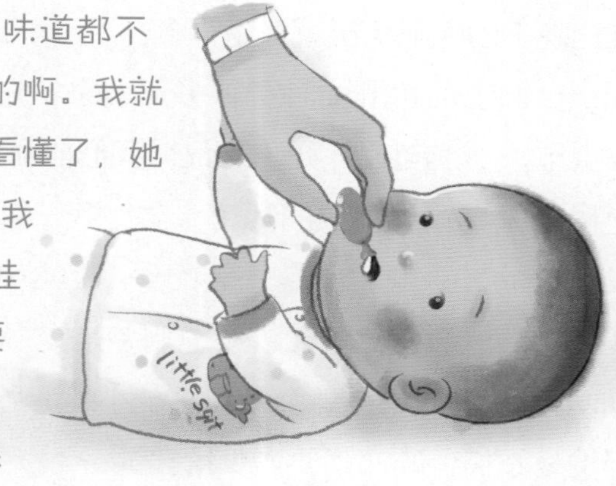

时大姐讲故事

新生儿出生以后，一般到半个月的时候，需要给宝宝补充点维生素D3，俗称鱼肝油。其作用是促进新生儿钙吸收，因为新生儿从母体里带来的钙一般仅够半个月使用，所以前半个月的宝宝一般睡觉都比较好，而半个月以后就会出现易惊醒、爱使劲、动得比较多、入睡比较困难、睡着睡着就哭了等症状。这时候就要考虑补充鱼肝油帮助宝宝钙吸收。但是很多家庭对于补充维生素D还存在着误区。

2009年10月，我认识了佳佳。佳佳的爸爸妈妈都很高，爸爸有一米九多，妈妈一米七多，佳佳的身高也比较高。一般长得高的孩子对钙的需求要更多一些，佳佳还没到半个月呢，晚上睡眠就开始不好了，一有点风吹草动就会醒，醒来就哭闹半天。爸爸妈妈跟我说了这种情况以后，我就建议在15天的时候给佳佳补充鱼肝油。但是佳佳的奶奶是在医院工作的，虽然不在小儿科，但是总是对我的话持怀疑态度，认为让这么小的孩子吃药对孩子不好，便打电话询问医院的专家，问了专家之后她才松口说这个鱼肝油是必须要补充的，才让我们给孩子吃。吃了几天之后佳佳晚上的睡眠情况就好了很多。

市面上的鱼肝油种类很多，大家一定要谨慎选择，尤其是过敏体质的宝宝，不能随便补充。还记得我们前面提过的洋娃娃Olivia吗？妈妈吃个桃子就导致她过敏的那个宝宝。我一开始给她吃的是从医院购置的合成鱼肝油，一颗正好是一天的量。但是Olivia的妈妈又从国外给她买了一种纯天然的深海鱼油，家长们总是觉得纯天然的要更好一些。结果呢，Olivia又一次过敏了，全身长满了小红疙瘩。所以说过敏宝宝一定要注意，哪怕是添加鱼肝油都要先少量尝试一下。

我护理的宝宝，鱼肝油的补充都是按照标准，所以除过敏外基本没有发生异常。但是有一次我去医院遇到一个因补充鱼肝油发生轻微中毒的宝宝。宝宝补充鱼肝油多日之后表现出烦躁、哭闹的症状，而且还伴随着低热，宝宝家长说是吃了某品牌的鱼肝油之后出现的这些症状，医生怀疑是鱼肝油轻微中毒，立刻让那个宝宝停用了。建议家长们一定要通过正规渠道购买合乎国家标准的产品，按医嘱摄入。

时大姐实战护理法

在新生儿期间，我们一般要给宝宝计算喝奶量，隔几天给妈妈挤挤奶，量一量她在一个小时内能产多少毫升奶，然后看宝宝的尿量，给他算一天的出入量。一般来说，100毫升纯母乳里含有30毫克的钙，新生儿的钙需求量大概是400毫克，这样就可以算出母乳里的钙是否能够满足宝宝的需求，是否需要补充维生素D帮助宝宝更好地吸收钙质。

1. 鱼肝油的选择

以前医生推荐合成类的鱼肝油，就是维生素A和维生素D合成的，因为维生素A在体内沉积太多有可能造成中毒，所以现在医生推荐的都是维生素D3。至于品牌，大家可以自行选择。

2. 鱼肝油的补充方法

不同品牌的鱼肝油补充方法不尽相同，有胶囊的，有滴管的，要按照说明书服用。

3. 鱼肝油补充的时间

一般从新生儿出生后15天开始，补充到一天可以保证宝宝在室外晒太阳达到两小时为止。

4. 鱼肝油的服用剂量

一般来说，新生儿一天大约需要400单位的维生素D，但是由于母乳和配方奶粉中有一部分维生素D了，家长们在补充的时候可以适当减少一点，奶粉喂养的宝宝可以看一下奶粉的配料表，通过宝宝奶量计算出从奶粉中所摄入的维生素D的数量。

专家点评

佝偻病是危害小儿身体健康的营养缺乏性疾病，是由于体内缺乏维生素D而造成的小儿多发病。患佝偻病的小儿不仅骨骼变形，而且由于免疫能力的下降，易反复发生呼吸道感染和消化功能紊乱，患儿情绪不稳，爱哭易惊，妨碍他们的身心健康。为了预防其发生，则须晒太阳，但由于新生儿很少能外出晒太阳，尤其是冬天出生的新生儿晒太阳机会极少，故必须给新生儿口服浓缩鱼肝油或其他维生素D制剂。

宝宝日常生活记录表

这张表格不但可以详细记录宝宝的身体状况，还可以成为宝宝长大之后的留念，妈妈一定要仔细地帮宝宝记录哦！

日期		星期		气温		室温		湿度		体温	

		时间	数量	有无溢乳	备注		时间	数量	有无溢乳	备注
哺乳情况	1					2				
	3					4				
	5					6				
	7					8				
	9					10				

		时间	数量	原因	备注		时间	数量	原因	备注
喂水情况	1					2				
	3					4				

		时间	数量	外观	原因		时间	数量	外观	原因
大便情况	1					2				
	3					4				
	5					6				
	7					8				

		时间	数量	颜色	原因		时间	数量	颜色	原因
小便情况	1					2				
	3					4				
	5					6				
	7					8				

脐带消毒情况	次数	时间	原因	次数	时间	原因
	1			2		
	3			4		

睡眠状况	次数	起止时间	睡眠状况	次数	起止时间	睡眠状况
	1			2		
	3			4		

洗澡抚触情况	
服用药物情况	
皮肤异常情况	
宝宝其他情况	

妈咪的宝贝日记

各位妈咪，请根据自己的心情随便涂鸦哦！

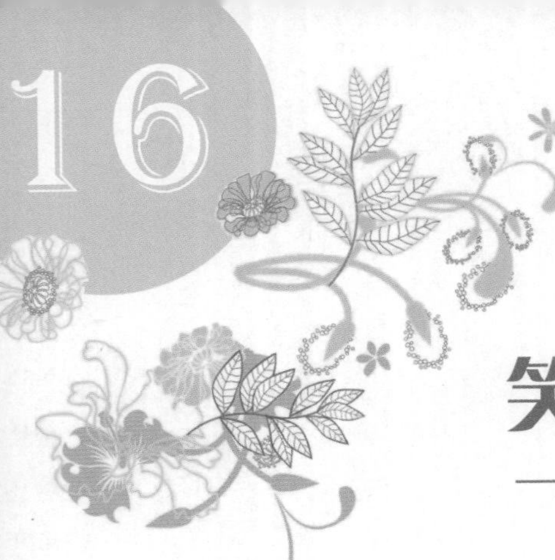

萌宝第16日

笑起来的妈妈最好看！
——产妇心情对宝宝的影响

今日护理重点提示：

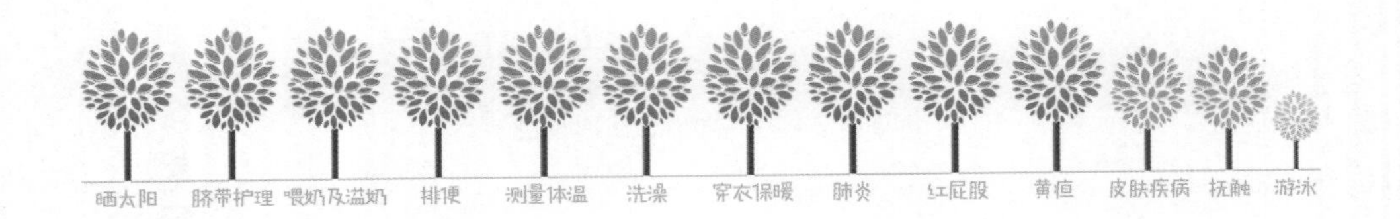

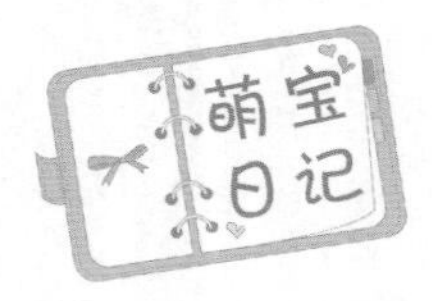

转眼间，我从妈妈肚子里出来已经半个月了，虽然妈妈几乎24小时都和我在一起，可是我还是觉得不够。当我饥饿、烦躁、心情不好的时候都特别想妈妈能陪着我，抱着我。

我经常想起在妈妈肚子里的情景，那个时候虽然我没有跟妈妈面对面，但是我跟妈妈的经历和感受是一样的。在我刚到妈妈肚子里的时候妈妈孕吐得特别厉害，不爱吃东西，精神也不好，但是妈妈经常跟我说她爱我，特别欢迎我来到她的世界，她一定能够克服困难，她期待着我的到来……听到这些我感到好安心。

后来我跟妈妈一起去上班，孕吐之后妈妈的精

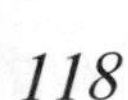

神好了很多，能吃能睡，上班坐公交车，没有人让座（其实是肚子太小了，大家都没看出来，哈哈）她也无所谓。上班的时候她特别开心、特别有劲，我在她的肚子里都能感受到她的强大。

再后来，我越来越大，妈妈有点步履蹒跚了。她经常晚上和爸爸手牵着手去公园散步，一边散步一边跟我说话。我特别喜欢妈妈的声音，特别轻柔，特别温暖。她会把一天发生的所有事情都告诉我，把她的心情也告诉我。很多跟我有关的事情她都会跟我商量，比如买什么颜色的小衣服，买哪个款式的小帽子，小床要布置成什么样子，我就会挥动小脚踢她的肚皮来回应她。

记得有一次，妈妈带我去医院做检查，我睡着了，医生阿姨想看看我的正面，可我就是不愿意，她就让妈妈先出去走走，等我换个姿势再去看。妈妈带着我来到了医院的小花园里，她一边摸着肚子，一边对我说："皮皮，告诉妈妈，怎么回事啊？为什么不想让医生阿姨看你的正面？妈妈只是想知道你健不健康，不管你长得是什么样子，妈妈都非常爱你，你转过身来好吗？"我听了妈妈的话觉得特别感动，其实我只是面对医生阿姨有点害羞啦，我就转了个身。

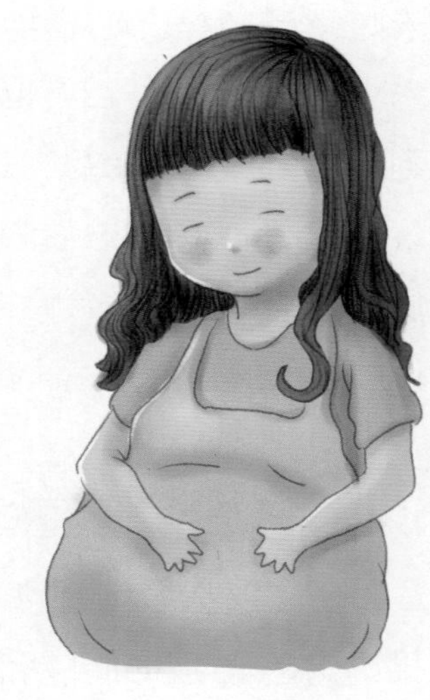

妈妈感觉到了，她又拍拍肚皮说："皮皮，你真的很棒，听懂妈妈的话了，你看，我们是母子连心的。"听到妈妈这么说，我的心里真是乐开了花。

除了跟我说话以外，妈妈还会给我听音乐、讲故事。她最爱讲的故事就是《小马过河》和《三只蝴蝶》，我都听了无数遍了，要是我现在会说话的话都可以讲给妈妈听了。我出生以后，看到我，妈妈非常非常激动，经常悄悄对我说："皮皮，你知道吗？妈妈感觉有了你，生命才完整，有了你，生活特别有希望。"我虽然闭着眼睛，但是都听到了。妈妈，皮皮有你生活也才有希望啊。

当然，妈妈也有情绪稍微低落的时候，听说有个词叫"产后抑郁症"，妈妈好像没那么严重，但有时候也会自己在那里发呆。她的烦心事从来不告诉我，时阿姨有所察觉，她对妈妈说："你见过新西兰牧场上的奶牛吗？我没去过新西兰，但在阳光大姐公司看过片子，那里的奶牛都是听着音乐、晒着太阳、优哉游哉、心情特别好地在吃草，这样它们产出来的奶就是快乐的，奶水的质量也高，口感也好。反之，见过杀猪的吗？猪知道自己要被宰了，到处躲窜，特别惊恐，这样宰杀的猪肉里面都含有毒素。这两个例子充分向我们说明了心情是会影响奶水质量的。想不想让自己的宝宝喝到高质量的奶水？要学会保持好心情啊。"妈妈听了觉得非常有道理，就尽量调整自己的心情，每天都乐乐呵呵的，我看着也高兴。

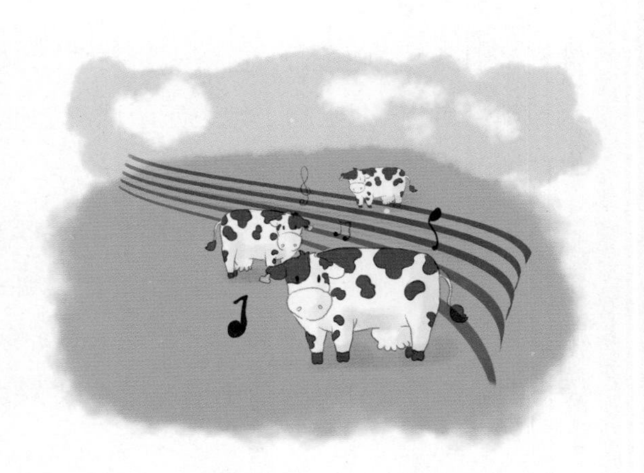

时大姐讲故事

干了这么多年月嫂，接的宝宝已经不在少数。我发现一个规律，如果妈妈在孕期和哺乳期情绪比较稳定，心情比较好的话，宝宝就会好带；反之，如果妈妈比较焦虑，心情总是不好，宝宝就会经常哭闹。

嘟嘟是一个长得很可爱的女孩子，爸爸妈妈都是医学博士，妈妈在医院的血液科上班，血液科最常接触的就是血癌患者，所以他们科室的医生普遍都精神比较紧张，情绪也比较低落。据妈妈说，他们科室的女同事在怀孕时大部分都有先兆流产的迹象，她也不例外。在医院保完胎以后她一直在担心一件事，那就是孩子会不会早产，这种情绪影响着她，也影响着她肚子里小小的嘟嘟。表现就是嘟嘟出生以后特别爱哭闹，也就刚吃完奶能稍微安静一会儿，即便是吃奶（妈妈的奶不错）嘟嘟也很有可能会发脾气。经我仔细观察后发现，嘟嘟如果吃的时候能够连续吞咽还好，只要一口没跟上来马上就会着急大哭，只要哭了就不会再吃，一定要哭闹够了再吃，这场戏每天都要上演五六次。嘟嘟的奶奶就很郁闷，曾经开玩笑地说："这哪儿是孩子啊，简直就是'恶魔'嘛。"看到这种情况，嘟嘟的爸爸和妈妈就更加焦虑了，一再问我是怎么回事。我就问嘟嘟妈妈孕期是不是很紧张，很焦虑，她说是的，我就坦白地告诉她，她已经把焦虑的情绪传递给了孩子，所以孩子没有安全感。

那如何解决孩子安全感的问题呢？解铃还须系铃人，孩子现在虽然刚出生，但是不要看她小，其实她什么都懂，完全能够感知到大人尤其是母亲的心情。我建议嘟嘟的妈妈稳定情绪，多做深呼吸，用一颗平常心来对待孩子，尽量地放松。白天我会给孩子多听一些舒缓的音乐，让妈妈用轻柔的、缓慢的、夸张性的语言多跟孩子说话，做情感交流，告诉孩子："我们是爱你的。"嘟嘟睡觉的时候尽量不让她自己睡，而是搂到妈妈的跟前睡。吃奶的时候，一边吃得差不多就赶紧换另外一边，不给嘟嘟发脾气的机会。如果妈妈的奶不够，我就提前准备好奶粉，一吃完赶紧塞上奶嘴，让嘟嘟吃饱。就这样过了二十多天，我们明显感觉到孩子的哭闹状况减少了不少，嘟嘟以前哭的时候两个小手抓得特别紧，胳膊小腿也发硬，现在也放松了很多，种种迹象都向我们表明嘟嘟的安全感正在一点点回归。

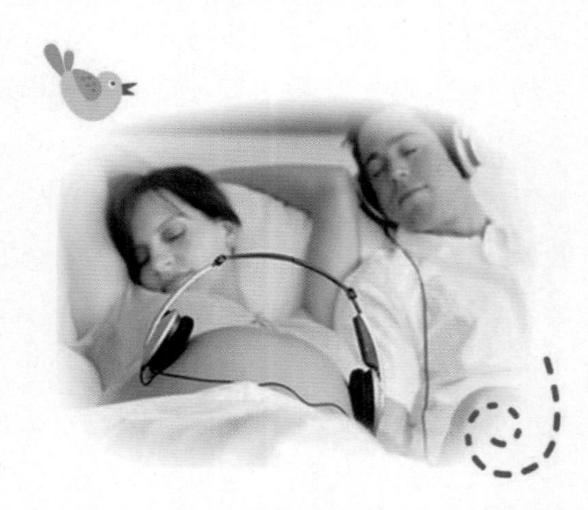

哺乳期妈妈的心情对宝宝的影响就更大了。2009年我接了一个叫媛媛的小女孩，去了之后我发现媛媛的妈妈好像心情一直不好，总是噘着嘴，感觉一直在生谁的气，特别不爱笑。媛媛是个特别漂亮的小女孩，眼睛深深的，大大的，双眼皮，翘翘的鼻子，小嘴嘟嘟的，非常漂亮。我就夸奖媛媛，没成想妈妈居然跟我说："小时候漂亮没有用，你看我就知道了，我小时候就很漂亮，长大了不就这个样。"我安慰了妈妈几句，心里就在疑惑妈妈怎么这样说呢？但我在那个时候对产妇还不是很了解，就没有冒失地多说什么。后来媛媛的姥姥给我解开了心中的疑团：媛媛妈妈小时候长得确实很漂亮，但是那时候父母忙，没太多时间照顾她，加上又生了个弟弟，就更没有心思管她了，她就变得特别爱哭，大人就会不耐烦地说："哭哭哭，一边哭去。"结果后来媛媛妈妈就养成了这样一个习惯，整天耷拉着脸，动不动就撅着嘴，心情总是不好，后来连样貌都变了，越来越不好看了。

我跟姥姥说大人的心情其实是很影响孩子的，媛媛妈妈就被你们影响了，所以我们不能再影响媛媛的心情。为了调节家里比较尴尬的气氛，我就建议多给孩子放音乐，我一边放一边对媛媛说："宝贝，阿姨给你放音乐听好不好？听音乐能使你高兴、漂亮、聪明，还能提高你的情商呢。"可能我和姥姥的谈话无意间被妈妈听见了，妈妈有一次就问我："时姐，我的心情真的能影响到宝宝吗？"我说："那当然了，宝宝最喜欢看到妈妈笑了，妈妈笑得多，宝宝也就笑得多了，笑得多心情好就会漂亮聪明的。"然后妈妈说："这样啊，只要是为了宝宝好，我一定尽量做到。"从这以后的日子里，妈妈真的在改变，也学着我给宝宝唱儿歌、讲童谣、放音乐，趁宝宝醒着，还打着节拍和媛媛互动。果然，媛媛成了非常爱笑的宝宝。我记得42天以后，孩子的奶奶偷偷跟我说："我怎么觉得媛媛妈妈越长越漂亮了！"我说："这多亏生了宝宝啊，为了让女儿有一个快乐的童年，她自己先改变了。"现在我跟媛媛妈妈还有联系，也经常去看媛媛，媛媛现在已经五岁了，仍然是一个漂亮的小姑娘。

时大姐实战护理法

1. 妈妈调整情绪的方法

（1）自我心理调整。生产之后妈妈体内的激素水平发生变化，难免会影响到情绪，妈妈要学会对自己的情绪进行调整。

（2）迅速建立亲密的母子关系。虽然母子连心，但是亲密的母子关系的建立也不是一蹴而就的，我经常会跟妈妈说，你看宝宝一听到喂奶就很高兴，强调妈妈的重要性，这样妈妈就能更快进入角色。

（3）妈妈可以多做一些深呼吸，或者做产后操（产后操请参阅本丛书《月子记事——产褥期护理》一书）进行适当的减压运动。

（4）通过给宝宝做做小衣服等方式也可以转移一部分注意力。

2. 安抚宝宝情绪的方法

（1）宝宝出生之后要先放在妈妈的身边，闻闻妈妈的体香，吸吸妈妈的乳房。

（2）音乐的选择。给宝宝放一些孕期常听的音乐，缓解不良情绪，使宝宝心情愉悦。

（3）宝宝最喜欢妈妈的声音，所以要多跟宝宝进行沟通。

（4）宝宝喜欢跟妈妈身体接触，可以适当抱抱宝宝，多抚摸宝宝。

专家点评

相关研究表明，婴儿出生后“好养”与否是由婴儿的先天气质决定的。气质与遗传有关，属于先天性的，新生儿自出生的瞬间即表现出不同的气质，而且具有相当的稳定性。这种气质受孕期妈妈心情的影响很大，妈妈在怀孕时的异常情绪改变了身体的内环境，并通过血液和胎盘影响了胎儿，这种异常情绪对婴儿气质会产生消极影响，容易生下“麻烦宝宝”。所以孕期妈妈的心情舒畅非常重要，准父母要高度重视哦。

宝宝日常生活记录表

这张表格不但可以详细记录宝宝的身体状况，还可以成为宝宝长大之后的留念，妈妈一定要仔细地帮宝宝记录哦！

日期		星期		气温		室温		湿度		体温	

哺乳情况		时间	数量	有无溢乳	备注		时间	数量	有无溢乳	备注
	1					2				
	3					4				
	5					6				
	7					8				
	9					10				
喂水情况		时间	数量	原因	备注		时间	数量	原因	备注
	1					2				
	3					4				
大便情况		时间	数量	外观	原因		时间	数量	外观	原因
	1					2				
	3					4				
	5					6				
	7					8				
小便情况		时间	数量	颜色	原因		时间	数量	颜色	原因
	1					2				
	3					4				
	5					6				
	7					8				

脐带消毒情况	次数	时间	原因	次数	时间	原因
	1			2		
	3			4		
睡眠状况	次数	起止时间	睡眠状况	次数	起止时间	睡眠状况
	1			2		
	3			4		

洗澡抚触情况	
服用药物情况	
皮肤异常情况	
宝宝其他情况	

妈咪的宝贝日记

各位妈咪，请根据自己的心情随便涂鸦哦！

第1日
第2日
第3日
第4日
第5日
第6日
第7日
第8日
第9日
第10日
第11日
第12日
第13日
第14日
第15日
第16日
第17日
第18日
第19日
第20日
第21日
第22日
第23日
第24日
第25日
第26日
第27日
第28日
第29日
第30日

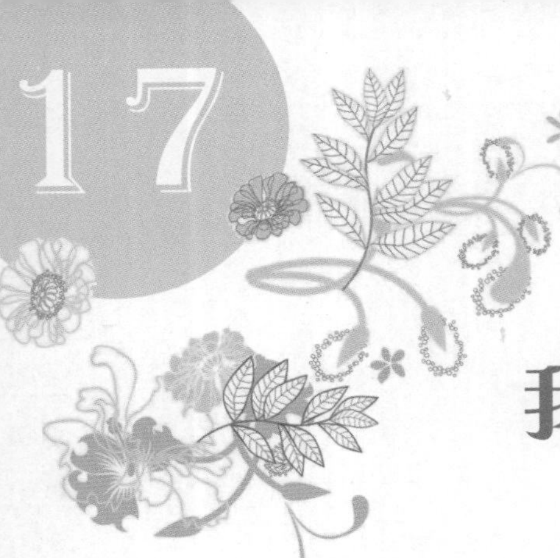

萌宝第17日

我爱洗澡，好多泡泡！
——宝宝洗澡

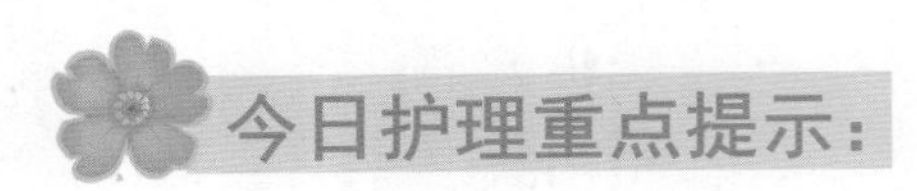

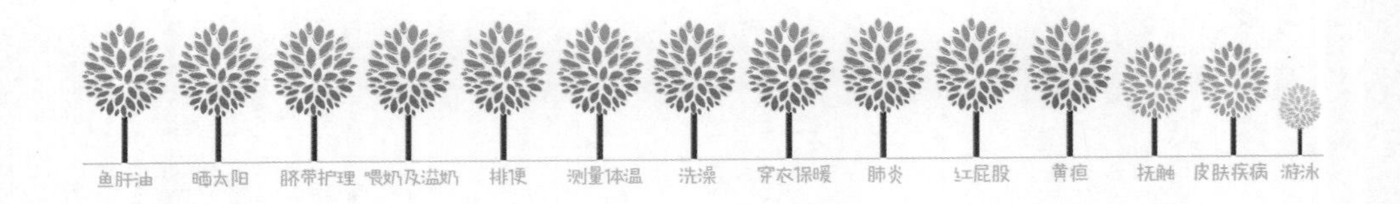

萌宝日记

今天下午睡醒之后，饱饱地喝了奶，又轻松地拉了臭臭以后，我就在我的小床上打量着天花板的灯，心想这个东西怎么一会儿亮一会儿不亮啊？时阿姨呢则在给我准备洗澡的东西，从医院回到家，时阿姨每天下午在我睡醒第一觉以后都会给我洗澡，我都有心理准备了。

在给我洗澡之前，时阿姨做的第一件事是关上门窗，关掉空调，还打开了音乐，就是那首我最喜欢的《我爱洗澡》。然后她用我的粉红色大澡盆和黄色小盆接了两盆水，用小鸭子温度计试了试温度，把洗澡要用的东西比如洗发水、沐浴露、毛巾、浴巾都放在旁边，她还在床上给我铺了一块大浴巾，在浴巾旁边放好了抚触用的东西。准备工作完毕，我就要下水啦！

我非常非常喜欢水，因为那个感觉跟泡在妈妈肚子里的羊水太像了。时阿姨先用黄色的小盆给我洗头，她一只手托住我，另外一只手给我洗，

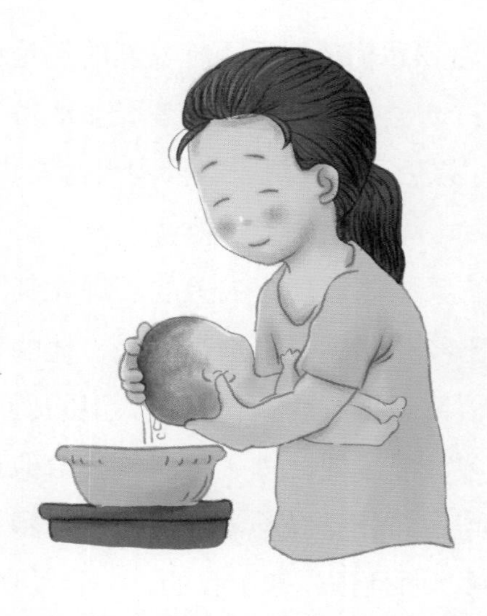
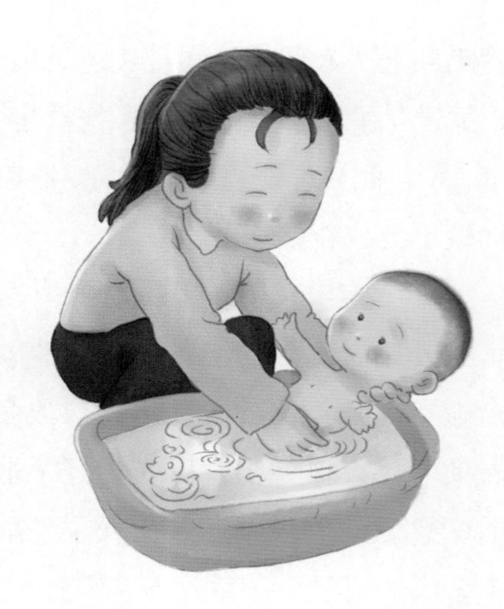

我躺在她的胳膊上，闻着洗发水的清香，那感觉还不错。洗完头她帮我擦干以后就会说："皮皮，我们要下水了哦。"边说边把我整个放在大澡盆里，这可是我最喜欢的环节啊，澡盆里面有好多泡泡，我的小脚在里面扑腾扑腾，特别好玩儿。时阿姨先是托着我躺在里面，帮我清洗前面，洗完以后她会把我翻过来，让我趴在她胳膊上，再给我洗背部和屁股。洗完之后时阿姨还会跟我说："皮皮，我们洗完了，要出浴了。"说完她就会用一块大浴巾裹住我帮我擦干净，再把我抱到床上用另一块干浴巾包住我，不得不说，洗完澡之后滑滑的，真的好舒服啊。这时时阿姨或者妈妈还会给我做抚触，我也特别喜欢。抚触做完穿好衣服我就又开始美美地吃奶啦，吃着吃着我就特别想睡觉。洗澡的时候可能玩得太兴奋，做抚触也花去我不少力气，所以洗完澡一定要补充个睡眠才行啊。

时大姐讲故事

在洗澡的时候需要注意宝宝排便，因为一旦宝宝排便就会污染洗澡水。我们要根据宝宝洗澡和排便的情况综合制订洗澡方案。奥戈就是一个这样的宝宝，他好像对在水里拉臭臭这件事特别情有独钟。本来他一天大便的次数并不是很多，但是奇了怪了，连续几天只要一给他洗澡他就拉，不管距离上次大便的时间是长还是短。洗澡水污染以后再换盆新的倒是小事，关键是怕宝宝着凉。后来我就想了个办法，每次洗澡给奥戈多准备一盆水，先让他在小一点的盆里洗，他拉了以后马上冲洗干净换到大盆里洗，这样就不会凉着孩子了。

大部分宝宝在前十几天洗澡时都有紧张的表现，大卫的表现尤其强烈。一开始做洗澡的准备工作，他就已经开始哭了，抱起他来，他的手拼命在空中乱舞，就像是想抓棵救命稻草一样。我就赶紧让大卫的奶奶抓着他的手，抓住手之后大卫好了很多，慢慢地就进入状态，我给他洗完前面之后他的手就逐渐放松了，翻到后面就已经不需要再抓着。到了二十多天的时候大卫就逐渐喜欢上洗澡，而且预先知道我的下一步动作，自己会转脸，意思是要洗这边了，转完左边转右边，转完右边又转左边。我就告诉他我已经洗过了，他还是等着，我就给他再洗一遍。对于紧张的宝宝一定要找到方法缓解他的不良情绪。

还有一个宝宝叫Emily，这个女孩一洗头就大哭，洗澡反而没事。其实这也是缺乏安全感的表现。我后来想了个办法，脱光她的衣服以后就用浴巾给她捆个蜡烛包，把她的手也捆进去，这样她就比较有安全感了。一开始还哼唧两声，后来越来越享受，一洗脸洗头就闭着眼睛躺在那里，怎么洗都不再哭了。

2013年我曾经接过一个宝宝，名字叫小夕。小夕的妈妈见到我就说："时姐，我家小夕洗澡的时候可痛苦了，你赶紧来吧。"我心想洗澡怎么还有那么大的问题。去了以后发现问题出在小夕的小手上。新生儿在出生后的15天以内洗澡普遍比较紧张，小夕紧张的表现就是死命地攥着手。奶奶想手里有脏东西啊，得洗，就使劲掰孩子的手指，小夕疼得大哭，小夕妈妈也跟着"崩溃"了。其实这真的是个小问题，解决起来也很容易。到了小夕的洗澡时间，小夕照例还是紧握着拳头，我没有掰小夕的指头，而是轻轻拍了拍小夕的掌关节处（即手背和手指的连接处），小夕就自然地打开了手掌。小夕的妈妈好像还没反应过来，可能没想到这么头疼的问题居然这么轻松地就解决了吧。反应过来以后她激动地对我说："时姐，早知道早找你过来啊，孩子就不用受那么多罪了。"所以说护理孩子有很多窍门，家长们要学会用最正确的方法处理。

时大姐实战护理法

新生儿出生以后，由于皮脂腺分泌比较旺盛，需要每天洗澡。一是为了帮宝宝清洁身体；二是增加宝宝的安全感，因为宝宝在妈妈肚子里非常熟悉羊水的感觉；三是洗澡有助于宝宝的生长发育和肠道的消化，对宝宝的健康非常有好处。

一、洗澡的准备工作

1. 室温

冬天也要保证室温在26℃以上，因为新生儿神经中枢发育不完全，他对冷热特别敏感，皮下脂肪也比较少，所以室温最好高一点。不管冬天还是夏天，在给新生儿洗澡的时候，建议减少空气流动，房间里边通好风以后，一定要关闭门窗，大人最好也不要来回走动。

2. 用品

（1）澡盆。一个大澡盆，两个小脸盆，小盆洗头、洗脸，大盆洗澡。

（2）洗发水、沐浴露。刚出生的新生儿尤其是顺产的新生儿身上带的羊水、血脂等污物比较多，可以用点儿婴儿专用的洗发水和沐浴露洗一下，但是不要直接用到宝宝身上，最好稀释在水里，这样可以减轻对宝宝皮肤的刺激。洗干净以后宝宝一周内洗澡都可以只用清水冲洗。一周以后可以适量用点儿洗发水、沐浴露，还是兑到水里，三四天用一次就可以。

（3）浴巾和毛巾。要选择吸水性比较好、柔软、不掉毛的毛巾和浴巾。

（4）隔尿垫。在床上放一个隔尿垫，洗完澡后把宝宝放在上面擦干。

（5）其他物品。如宝宝的新衣服、尿布、消毒棉签、酒精等。

3. 音乐

舒缓、平和的音乐。

4. 水温

一般冬天38℃～40℃，夏天37.5℃～38℃；出生前半月38℃，后半月可稍低一点。此外，男孩的水温可比女孩的水温低一些。如果宝宝出现湿疹，水温更要低一点，因为热了以后，宝宝的湿疹会加重。

5. 水量

一般水量应为浴盆的三分之一，这样对宝宝来说比较安全，不会有溺水危险，有经验者可以注入三分之二浴盆的水，这样宝宝下水后全身都可以被水包裹，会更有安全感。

6. 时间

吃完奶后半小时到一小时为宜。

7. 光线

给宝宝洗澡时一定要注意眼睛、面部避开光线，不要正对光源，在阳台洗澡的宝宝注意避开阳光，在浴室洗澡的宝宝注意避开浴霸。

二、洗澡的具体方法

1. 洗头

将宝宝衣服脱光并用浴巾包好，用左胳膊托住新生儿，左手放在新生儿的脖颈部，拇指和中指分别将宝宝的左耳和右耳的耳廓压扁，以防宝宝耳朵进水，宝宝的屁股放在洗澡者的腋下，右手取一块小毛巾蘸水在新生儿头部打圈将其头发浸湿，然后用指肚轻轻按摩宝宝头部，注意避开前囟门。

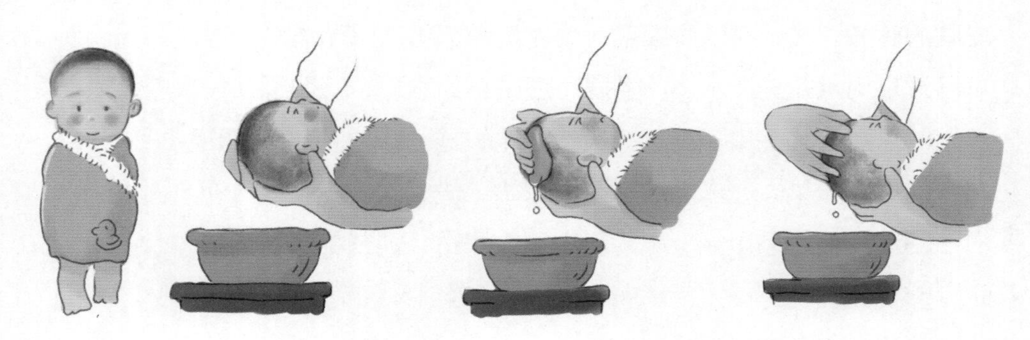

2. 洗脸

为了防止交叉感染，我们有一套自己的洗脸方法。取一块小方巾对折两次，将食指包裹进去，四层那边朝向指尖。先用第一层清洗宝宝左眼，从内眼角擦向外眼角；再用第二层清洗宝宝右眼；翻开第三层擦鼻子，从鼻根处往鼻头处擦拭；第四层擦宝宝的嘴巴周围；然后将小方巾再对折一次，一边用来给宝宝擦额头；另外一边擦脸蛋，都是从中间往四周擦。

洗脸步骤

3. 洗澡

洗完头和脸以后撤掉宝宝身上的浴巾，搭在宝宝的肚子上，让宝宝躺在大人的左手手腕处，拇指握住新生儿肩部，其余四指插在其腋下，另一手托住宝宝臀部。为了防止新生儿紧张，可以让他的脚部先入水，熟悉水的感觉，然后再把臀部慢慢放入浴盆，这时右手撤出，清洗宝宝的颈部、腋下、躯干、四肢，洗完前身后翻转宝宝，方法为右手扶住宝宝左

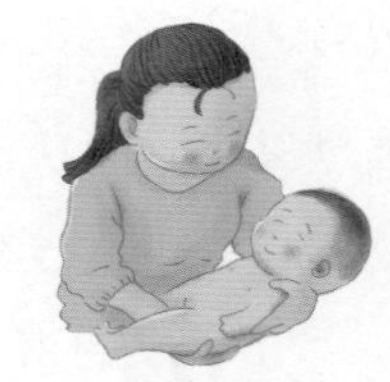

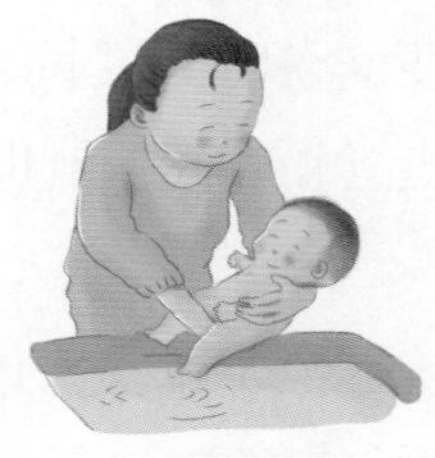

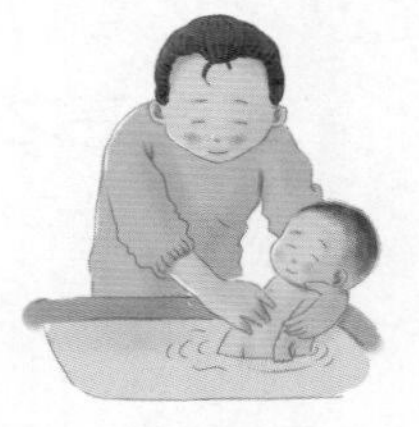

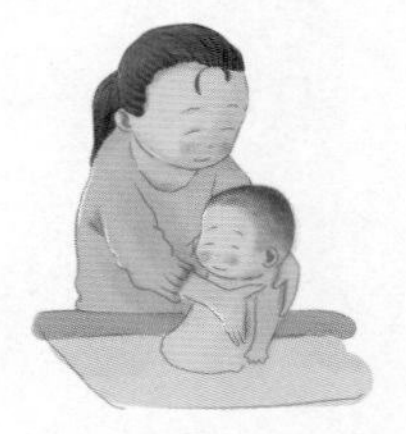

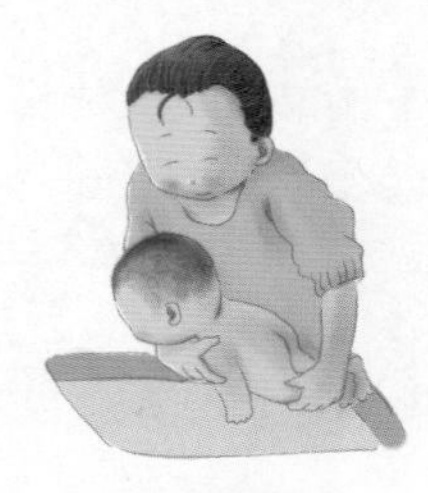

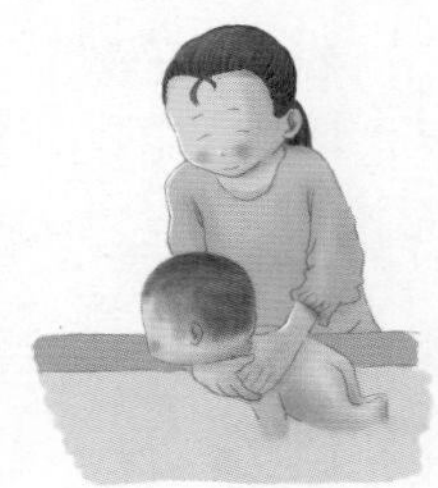

洗澡步骤

腋窝，让宝宝的头趴在洗澡者的右手腕处，面向大人，然后左手松开，慢慢将孩子转过来，千万不要在空中直接翻转孩子，这样容易伤到宝宝颈部。

4. 清洗时间

肚脐没有好的时候，建议洗的时间短一点，3 ~ 5分钟就可以了，不要泡得时间过长，这样对宝宝的脐部发育不利。肚脐长好以后，可以适当延长时间，但也要控制在10分钟以内。

5. 语言

给宝宝洗澡的时候建议跟宝宝说说话，告诉宝宝我们要干什么，洗完之后也要提前知会宝宝。

三、洗完之后的工作

1. 肚脐消毒

具体方法参考"萌宝第13日"宝宝脐带消毒护理相关知识。

2. 抚触

具体方法参考"萌宝第18日"宝宝抚触护理相关知识。

阳光小贴士

1.如果宝宝表现得非常紧张，哭闹得特别厉害，应该马上中止洗澡，让宝宝逐步适应。

2.洗完澡以后不要使用痱子粉，尤其是女宝宝。

专家点评

对新手妈妈来说，给宝宝洗澡可是一件大事，常常不得要领被弄得手忙脚乱。有了时大姐的介绍，对新手妈妈们必定帮助很大。值得一提的是，给宝宝洗澡需注意以下几种情况：打预防针后不要立即洗澡；频繁呕吐、腹泻时暂不要洗澡；发热或热退48小时内不建议洗澡；低体重儿要慎重洗澡。希望妈妈们掌握正确的洗澡方法，在给孩子们洗澡的过程中建立起更加默契和亲密的关系，增强孩子的安全感。

宝宝日常生活记录表

这张表格不但可以详细记录宝宝的身体状况，还可以成为宝宝长大之后的留念，妈妈一定要仔细地帮宝宝记录哦！

日期		星期		气温		室温		湿度		体温
哺乳情况		时间	数量	有无溢乳	备注		时间	数量	有无溢乳	备注
	1					2				
	3					4				
	5					6				
	7					8				
	9					10				
喂水情况		时间	数量	原因	备注		时间	数量	原因	备注
	1					2				
	3					4				
大便情况		时间	数量	外观	原因		时间	数量	外观	原因
	1					2				
	3					4				
	5					6				
	7					8				
小便情况		时间	数量	颜色	原因		时间	数量	颜色	原因
	1					2				
	3					4				
	5					6				
	7					8				
脐带消毒情况	次数	时间	原因			次数	时间	原因		
	1					2				
	3					4				
睡眠状况	次数	起止时间	睡眠状况			次数	起止时间	睡眠状况		
	1					2				
	3					4				
洗澡抚触情况										
服用药物情况										
皮肤异常情况										
宝宝其他情况										

第1日
第2日
第3日
第4日
第5日
第6日
第7日
第8日
第9日
第10日
第11日
第12日
第13日
第14日
第15日
第16日
第17日
第18日
第19日
第20日
第21日
第22日
第23日
第24日
第25日
第26日
第27日
第28日
第29日
第30日

妈咪的宝贝日记

各位妈咪，请根据自己的心情随便涂鸦哦！

萌宝第18日

妈妈，快摸摸我！
——宝宝抚触

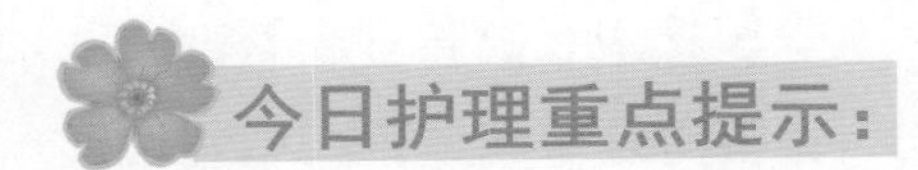

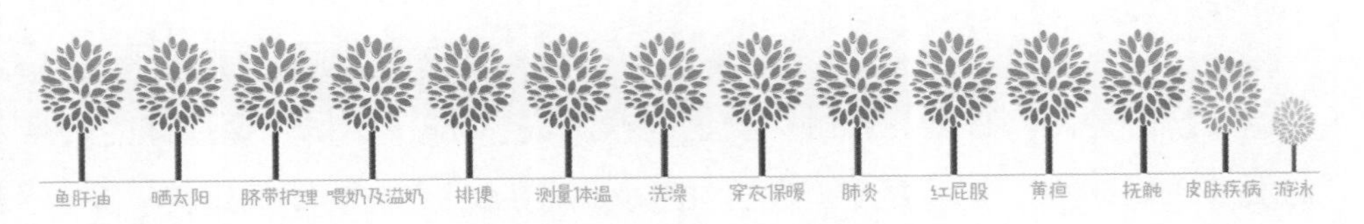

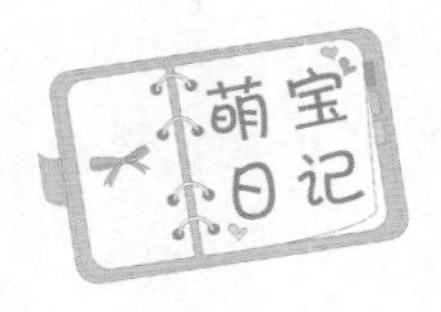

今天睡醒吃饱喝足以后，时阿姨又开始给我洗澡，洗完澡之后给我抚触，我现在越来越喜欢这个环节啦。

以前我在妈妈肚子里，被妈妈的子宫和羊水包裹着，每天都可以跟妈妈亲密接触着，我非常适应这种感觉，也非常喜欢这种感觉。可是出生以后我发现我好像不太喜欢别人摸我，说不喜欢，其实也有点矛盾，当妈妈把我抱在她的胸前，闻着妈妈熟悉的体香，听着妈妈熟悉的心跳，我还是非常满足的；可是当护士阿姨和时阿姨给我做抚触的时候，我就有抵触心理。我想可能是因为这种接触的方式跟我以前与妈妈接触的方式不太一样，所以不适应吧。

出院以后，时阿姨还是坚持天天给我

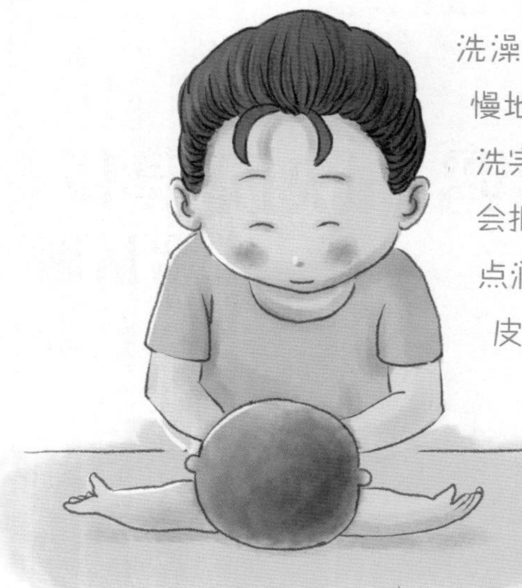

洗澡和做抚触，我从一开始排斥，后来慢慢地接受，现在已经逐渐喜欢上抚触了。洗完澡，给我擦干净身体以后，时阿姨就会把我放在一块大浴巾上，给我身上涂上点润肤露，开始抚摸我。先是抚摸我的头皮，然后抚摸我的小脸，接下来是我的小肚子、小胳膊、小腿，翻过来再抚摸我的背部和臀部，我觉得真舒服啊。现在妈妈也逐渐加入到给我抚触的队伍里来，她也跟时阿姨学会了。她边给我抚触边跟我说话。抚触头部的时候就说："皮皮，妈妈摸摸你的头，你要健康聪明哦。"给我抚触"笑脸"的时候她就说："皮皮，给妈妈笑一个。"一开始我不笑，妈妈就说："那我给皮皮笑一个吧。"我就被妈妈逗笑了。抚触我的身体的时候，她会说："皮皮，妈妈摸摸你的小胳膊小腿，看看你的胳膊腿有没有力气啊。皮皮的小肚肚鼓鼓的，看来是吃得挺饱的。"把我翻过去以后，她还会说："皮皮，你的小屁股撅着，真好看。"哎呀，说得我都有点不好意思了。

现在，我越来越喜欢抚触，每天都盼着这件事，因为和妈妈皮肤接触的感觉真的很美好，很有安全感，妈妈，一定要多摸摸我哦。

时大姐讲故事

一般来说，我们都是给宝宝洗完澡以后再做抚触，但是有的宝宝不喜欢这个顺序，喜欢先做抚触再洗澡，尤其是早产儿。我2013年接的一个叫南南的宝宝就是如此。她比预产期早产了差不多一个月左右，出生以后特别没有安全感，特别喜欢大人搂抱她，不喜欢一个人待着，哪怕睡觉身边也一定要有人。大部分孩子在出生15天以后都会逐渐喜欢上洗澡和抚触，可南南却还是哭闹，我想这孩子这么缺乏安全感，要不我先给她抚触吧。于是就给她先做抚触，在充分的身体按摩和接触以后南南的情绪逐渐稳定，再去洗澡就一点也不哭闹了。对于这种缺乏安全感的宝宝来说，抚触是缓解宝宝不良情绪非常有效的方法，宝宝在妈妈温柔的触摸下会增加安全感，也有利于亲密的母子关系的建立。

很多宝宝在刚开始接触抚触的时候，都有一些不适应的表现，用他的身体语言拒绝你摸他。其实这种拒绝不是宝宝真正的想法，在宝宝的潜意识里，他还是非常喜欢跟爸爸妈妈有亲密的皮肤接触的。但是由于宝宝在子宫里待的时间很长，对宫外的环境不是很适应，对摸他的感觉也不是很适应，才会有不太愿意的表现。一旦他适应了外部环境，就会逐渐喜欢上抚触。在我带的宝宝中几乎所有的宝宝在15天以后都会非常享受抚触的过程。我印象最深的宝宝就是小葡萄，小葡萄在一开始也不太喜欢我给她做抚触，我一把手放在她头上，她两只小手就有点下意识地推我。但是随着渐渐长大，她越来越喜欢，尤其是喜欢我给她做“笑脸”这个动作，我每次一给她做她就笑得很开心，就像给她点了笑穴似的，嘴都合不上，而且做完一个强烈要求我再给她做一个。如果我不理她，继续往下做，她就不高兴。所以家长要坚持给孩子做抚触，把爱传递给孩子，孩子也会逐渐爱上它。

时大姐实战护理法

在宝宝洗完澡或者游完泳以后，我们要对他的身体进行一些专业手法的触摸，也就是常说的抚触。总的来说，给宝宝做抚触有助于宝宝的生长发育和情商的提高，有助于宝宝安全感的建立，可以使宝宝更加健康、聪明，所以在宝宝一岁以内家长一定要坚持给他做抚触。

一、抚触的准备工作

1. 室温

室温28℃左右为宜，最低不低于26℃，不要有对流风。

2. 用品

（1）抚触油。冬天可以用抚触油，夏天可以用润肤露，这样会不那么油腻。

（2）隔尿垫。做抚触时宝宝下面要铺一个隔尿垫，以防宝宝拉尿污染被褥。

3. 音乐

轻柔、和缓的音乐。

4. 时间

一般在洗澡之后，如果洗澡后没做或者其他时间想做，要在喂奶后半小时到一小时进行。

二、抚触的具体方法

1. 眼睛

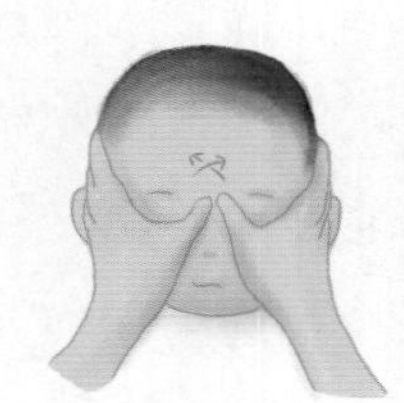

用双手拇指外侧，右手拇指从宝宝左眼角推向右眉头，还原；再左手拇指从宝宝右眼角推向左眉头，还原。双手拇指交替是一遍，反复四遍。

2. 额头

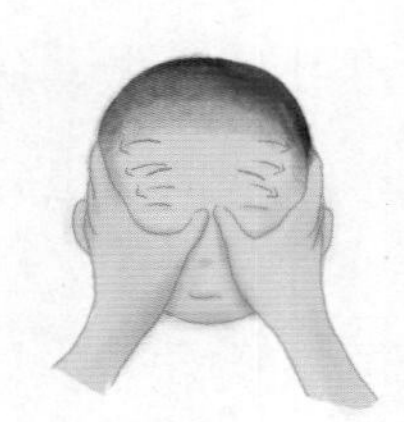

用双手拇指尖，先从小宝宝印堂处，两手同时向两侧分到太阳穴；双手拇指再从印堂与前发际之间一点同时向两侧分开到大发际；双手拇指从前发际线中间一点同时向两侧分开到小发际。反复四遍。

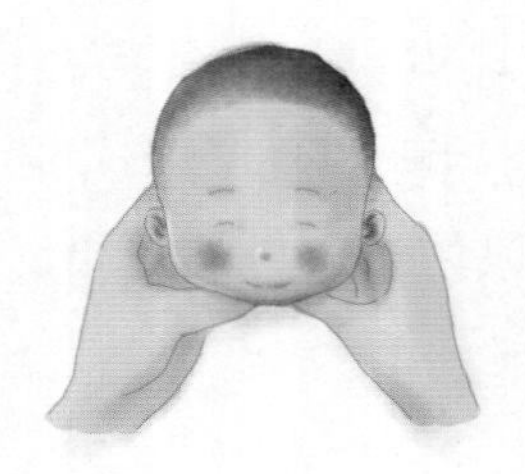

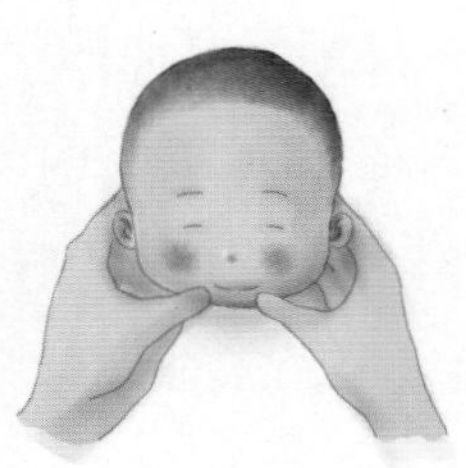

3. 下颌

（1）用双手拇指同时放在宝宝下颚中心点，双手同时向两侧推到耳根。

（2）用双手拇指同时放在承浆穴处。两拇指时向两侧推到耳根。（1）（2）为一遍，反复四遍。

4. 头部

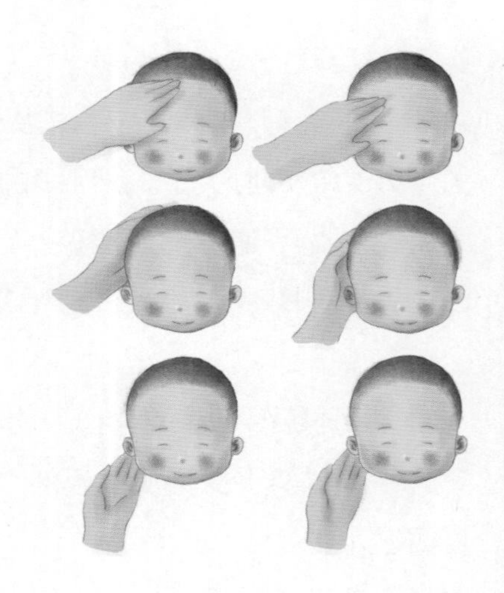

（1）先从发际中间，中指为着陆点，其他四指做辅助，向后到第七颈椎再滑向耳后根。

（2）从小发际向后，到第七颈椎，滑向耳后根。

（3）抡耳廓，四指在后拇指在前，到耳垂，两手轻轻揉捏。

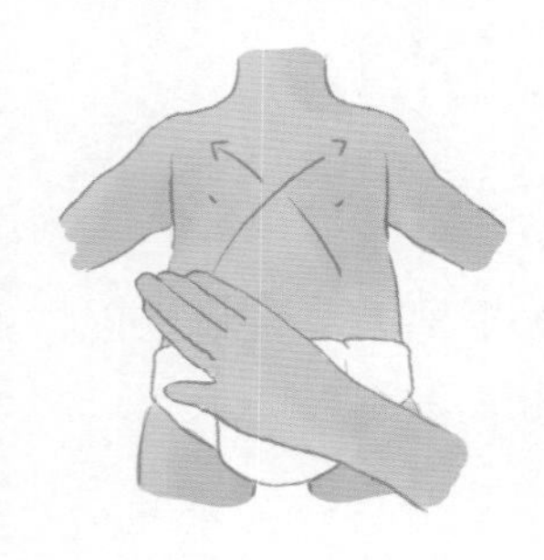

5. 胸部

两手放到宝宝身体两侧肋骨下沿，左手反手从宝宝左肋推向右肩后返回，右手从宝宝右肋推向左肩后返回，两手交替为一遍，反复四遍。

6. 腹部

双手顺时针在脐部交替画圈，一圈一遍，反复四遍。

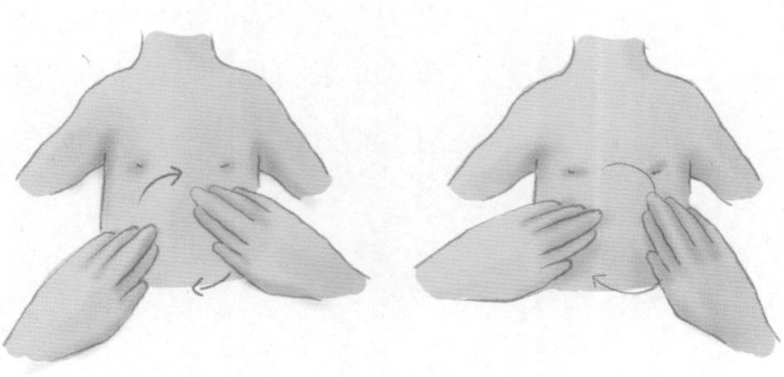

7. 捋上肢

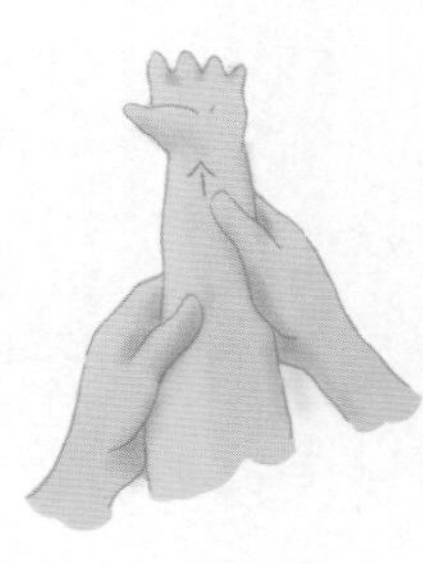

先右臂，双手虎口朝下，先右手从宝宝肩部捋到手腕部，左手再做，两手交替为一遍，反复四遍。

8. 捏肩

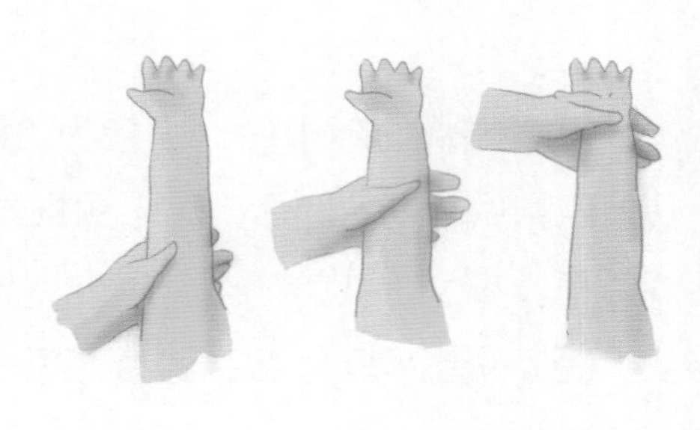

双手虎口朝下，右手先从捏肩关节开始，再肘关节，然后腕关节，两手交替为一遍，反复四遍。（先捋四遍，后捏四遍）

9. 手

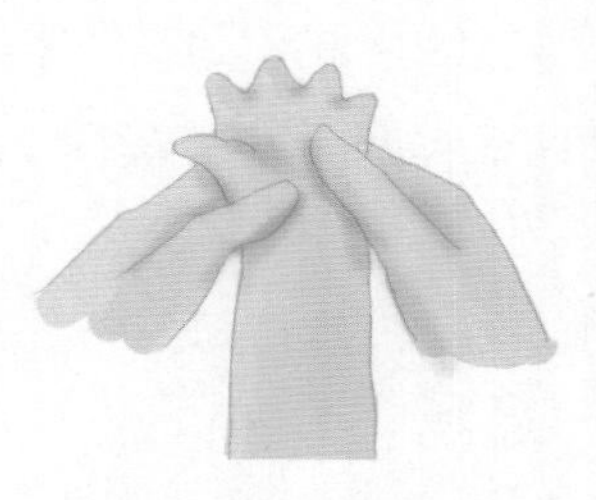

先手心后手背再手指。

手心：两手拇指从掌根部交替推到手指，反复四遍。

手背：双手用中指、食指在手背处交替从腕部捋到手指，交替四遍。

手指：从宝宝拇指开始用拇指把宝宝每个手指从指根关节轻轻揉捏，每个手指的关节都要揉捏到。

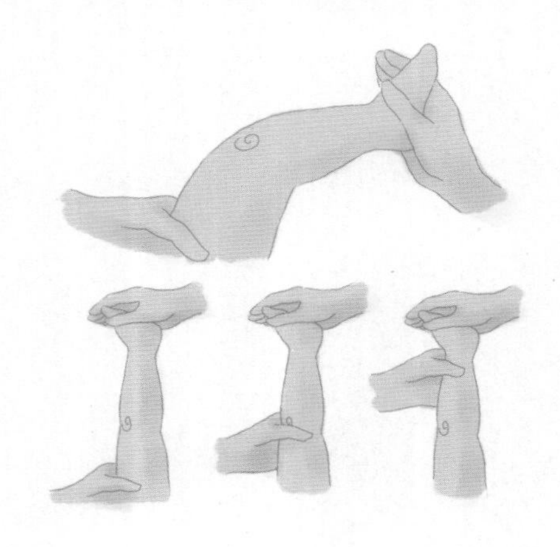

10. 下肢

先双手虎口朝下，从胯关节捋到踝关节（从大腿到小腿）。双手反复四遍。双手虎口朝下捏胯关节、膝关节、踝关节，双手交替四遍。

11. 脚

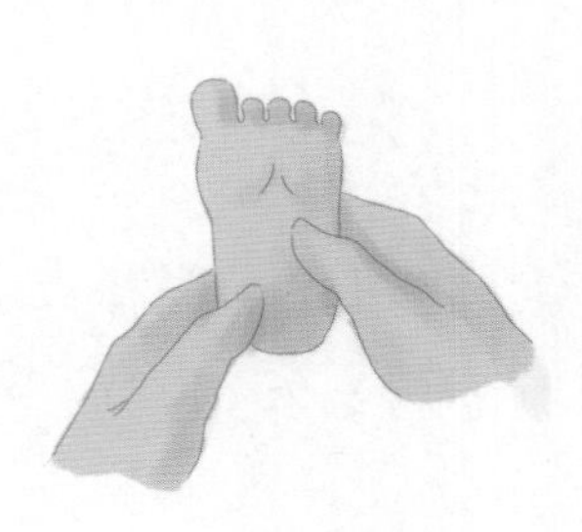

脚心：双手拇指外侧，交替从脚根部推到脚趾，反复四遍。

脚背：双手中指食指，从脚腕部，捋到脚趾，反复四遍。

12. 背部

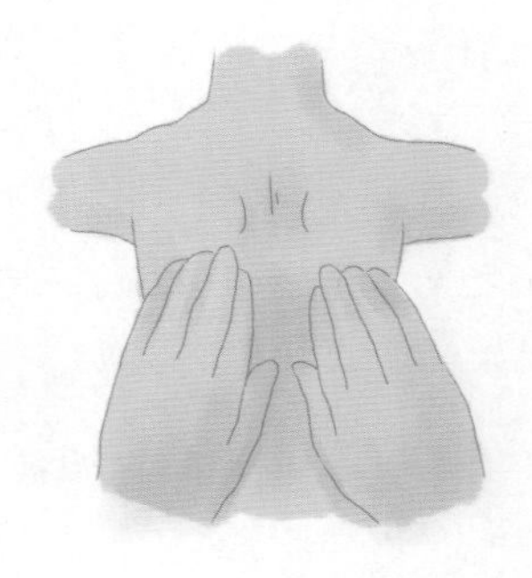

双手以脊柱为中心向两侧推。分三步：肩、后脊中间、腰部。三步一遍，反复四遍。

捋脊椎，右手指为着陆点，从第七颈椎到肾俞，反复四遍。

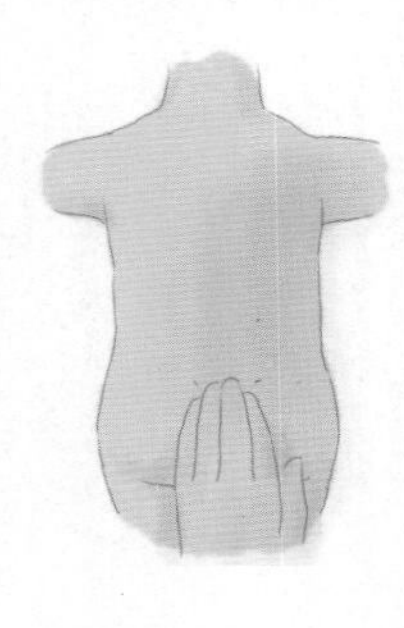

13. 臀部

用双手大鱼际在宝宝臀部轻柔，右手顺时针，左手逆时针揉，反复四遍。

阳光小贴士

在给宝宝做抚触的时候，要充满感情，要将自己的爱通过双手传递给宝宝。

刚开始给宝宝做抚触的时候，他会有点紧张，如果宝宝表现得很抗拒的话，我们就要缩短抚触时间甚至停止抚触。一般来说，宝宝出生15天以后就会慢慢喜欢上抚触，不但不再哭闹，甚至会下意识地配合我们的动作，甚至会冲着我们笑，小女孩体现得更为明显一些。

专家点评

婴幼儿的生长发育离不开父母的亲密抚摸，抚摸宝宝可以让他们获得安全感的满足。抚摸宝宝是有讲究的。经过时大姐的讲解，父母用适当的方式在抚摸宝宝肌肤的同时，也抚摸了宝宝的心灵，能够促进父母与宝宝之间的感情交流,也有利于宝宝的身心发育。应用宝宝日常生活记录表，妈妈们可以详细记录宝宝的身体状况，非常有价值。

宝宝日常生活记录表

这张表格不但可以详细记录宝宝的身体状况，还可以成为宝宝长大之后的留念，妈妈一定要仔细地帮宝宝记录哦！

日期		星期		气温		室温		湿度	体温	
哺乳情况		时间	数量	有无溢乳	备注		时间	数量	有无溢乳	备注
	1					2				
	3					4				
	5					6				
	7					8				
	9					10				
喂水情况		时间	数量	原因	备注		时间	数量	原因	备注
	1					2				
	3					4				
大便情况		时间	数量	外观	原因		时间	数量	外观	原因
	1					2				
	3					4				
	5					6				
	7					8				
小便情况		时间	数量	颜色	原因		时间	数量	颜色	原因
	1					2				
	3					4				
	5					6				
	7					8				
脐带消毒情况	次数	时间		原因		次数	时间		原因	
	1					2				
	3					4				
睡眠状况	次数	起止时间		睡眠状况		次数	起止时间		睡眠状况	
	1					2				
	3					4				
洗澡抚触情况										
服用药物情况										
皮肤异常情况										
宝宝其他情况										

妈咪的宝贝日记

各位妈咪，请根据自己的心情随便涂鸦哦！

19

萌宝第19日

哇哦，好像回到妈妈肚子里了！
——宝宝游泳

今日护理重点提示：

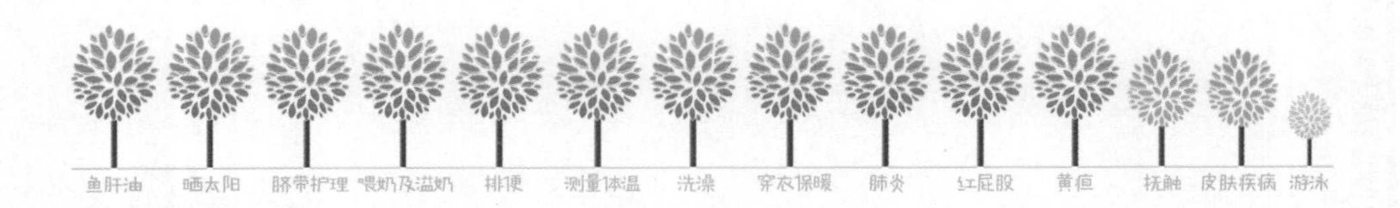

萌宝日记

最近几天，我感觉精力旺盛了很多，不会像以前一样吃吃奶就睡着了，这样我就有了好多时间可以玩一会儿。不过我现在不会翻身，也不会说话，自己发会儿呆之后就觉得好无聊，就想让妈妈陪我玩儿。妈妈就给我讲故事、唱儿歌，还给我看卡片，有时候晚上很晚了，妈妈拉上窗帘准备睡觉了，我还不想睡，还想让妈妈继续陪我玩儿，妈妈就一直在打哈欠。

昨天早上时阿姨来了，妈妈跟时阿姨说："时姐，最近明显觉得皮皮的睡眠时间变少了，晚上都快11点了，我和她爸爸困得要命，他还倍儿有精神。"时阿姨笑了："一般宝宝就是头半个月比较爱睡，半个月之后睡眠时间就会逐步减少。""要是皮皮晚上能早点睡就好了。"妈妈说。"要不我们想个办法吧，让皮皮游泳怎么样？我记得在医院的时候皮皮挺爱游的，我们不如在家里让他游游，既锻炼身体，又可以让他活动活动，晚上肯定睡得早睡得好。"时阿姨说。游泳？我想起来了，刚从妈妈肚子里出来的时候我对外部环境特别不适应，在医院的时候时阿姨抱我去游过两次。游泳的感觉可舒服了，就跟在妈妈肚子里被羊水包裹的感觉一样，太好了，我要游！要是我能开口说话我肯定要大声说，好在妈妈马上同意了时阿姨的建议，让爸爸火速出去买婴儿游泳池。

不得不说，这一天等得我好着急啊。时阿姨昨天把游泳池清洗之后说要散散味儿，今天才能给我游，我心里一直惦记着这事呢。今天，我吃饱喝足睡够以后，又过了一会儿时阿姨终于决定让我游泳了。时阿姨抱着我，妈妈给我戴上颈圈，我就被慢慢地放到了水里，虽然洗澡也是在水里，但是这两个感觉可是完全不一样，洗澡是躺着，而且没有任何自主权，时阿姨抱着我给我洗；但是游泳我可以自在地在水里玩儿，听着音乐我使劲蹬着我的小脚，玩得别提有多快活了。妈妈在旁边一直给我拍照片，还不停说："看这里，看这里。"我都顾不上看她，玩得不亦乐乎。过了一会儿，时阿姨说："时间差不多了，我们把皮皮抱出来吧。"说着就把我抱出来用大浴巾裹着我，什么？不游了？我还没有玩够呢，我特别不高兴，开始哭闹。时阿姨又耐心地跟我说："皮皮，你还小，距离在医院里游泳过去好十几天了，第一次游时间不能太长，阿姨知道你还想游，我们过几天再游好吗？"我扁扁嘴，只好不情愿地同意了。

不过当我躺到床上时，确实觉得有点累，时阿姨给我喂了点水，我就迷迷糊糊地睡着了。

时大姐讲故事

如果宝宝出生半个月以后夜晚哭闹现象比较严重，或者特别有精神，可以考虑白天让孩子游泳，消耗宝宝的体力，这样晚上会睡得更香甜。

2009年8月我接了一个宝宝，是个叫菲儿的女孩，前半个月菲儿晚上睡觉还行，后半个月据妈妈说，菲儿晚上喝奶的时候一定要哭闹半天才肯再睡，妈妈休息得很不好。我一边调节妈妈的饮食，也计算着孩子的吃奶量，觉得菲儿从妈妈那里摄取的钙应该够量，到15天的时候我给菲儿补充了鱼肝油，菲儿晚上哭闹得倒没那么厉害了，但是还是特别有精神。我就向妈妈建议让菲儿游泳，没想到小家伙儿下了水之后就像鱼儿进了水里，两个小腿一直在那划，“扑腾扑腾”地游，我们从来没见她这么活泼过。一开始我们给她放的是比较舒缓的音乐，但她游得越来越快，我们就尝试给她放点节奏快的音乐，她更兴奋了，简直就跟舞蹈演员上了舞台一样，两个小脚踩着音乐的点一直扑腾，小手也不停地挥舞，脸上表情也很兴奋。第一次游泳我不敢让她游太长时间，5分钟后就抱她出来了，结果一抱出来她就哇哇大哭，以前我接过的宝宝也有抱出来不情愿的，但没有哭得这么厉害的。我试着又把她放下去，她立马就不哭了，但是我也没敢让她多游，扑腾了几下子还是抱出来了，安慰了半天她还是不太高兴。结果第二天我一去妈妈就跟我说菲儿昨晚睡得太好了，一动不动，一睡就睡了五个小时。后面几天菲儿的睡眠也都不错，后来我们基本上每个星期都让她游泳一到两次，她就再也没有晚上哭闹过了。

也有极少数宝宝游泳之后睡得反而不好，小草莓就是这样。草莓出生之后睡眠不算很好，也不算不好，据妈妈说晚上草莓从来不会睡大觉，一般两三个小时就醒，但是也不会经常哭闹。到了20天左右，草莓的妈妈说要不让草莓尝试一下游泳吧，也许草莓就能睡大觉了呢。草莓的妈妈从网上购买了一个支架游泳池，我们晾了几天就游上了。草莓在水里还是表现得比较兴奋的，小腿蹬啊蹬啊，一副很享受的样子，游完没多久就睡着了。我们还以为草莓今天累着了，晚上肯定能一气儿睡个大觉，没成想却事与愿违，第二天妈妈跟我说草莓闹腾了一夜，总是醒，不知道是不是累着了。按说草莓只游了五分钟，应该不会累着，但是不知道什么原因，游泳不但没对草莓的睡眠起到帮助的作用，反而起了反作用。后来我们又让草莓试了一次，还是晚上睡不好，就没有再让草莓游泳。这种情况确实比较少见。

时大姐实战护理法

现在很多医院，在宝宝出生第二天就会安排宝宝游泳，回到家以后如果家庭条件允许，我们一般也会在宝宝的脐带长好后安排宝宝游泳。游泳对宝宝的生长发育、肠蠕动、睡眠以及皮肤的刺激都非常有好处。

一、游泳的准备工作

1. 室温

游泳的室温和洗澡差不多，稍微凉点也可以，但是不要低于24℃。

2. 用品

（1）游泳池：在家里可买充气的或支架的；外出时可选择冒水泡的，刺激宝宝皮肤，宝宝更爱动。

（2）颈圈：选择大小合适的即可。

（3）浴巾和毛巾。吸水性好、柔软、不掉毛的大浴巾一块和毛巾一块。

（4）隔尿垫：在床上放一个隔尿垫，洗完澡后把宝宝放在上面擦干。

（5）其他物品：如宝宝的新衣服、尿布、消毒棉签、酒精等。

3. 音乐

舒缓、平和的音乐。

4. 水温

游泳的水温可以比洗澡的水温低一点，因为宝宝在里面运动，水温太高宝宝容易烦躁，一般37℃左右。

5. 水量

一般水量应为浴池的三分之二，保证宝宝在里面能够游得起来。

6. 时间

吃完奶后半小时到一小时为宜。

7. 光线

给宝宝游泳时一定要注意眼睛、面部避开光线，不要正对光源；在阳台游泳的宝宝注意避开太阳；在浴室游泳的宝宝应注意避开浴霸。

阳光小贴士

1. 给宝宝带颈圈的时候，不要过紧，也不要过松。过松水会从颈圈里溢上来被宝宝吸入，而且有脱落的风险。太紧会卡着宝宝的脖子，有窒息的危险。颈圈的选择不是根据月龄而是根据宝宝的胖瘦等实际情况来决定，如果颈圈实在太松，可在里面塞个小毛巾、小手绢儿之类的，防止水溢到宝宝面部。

2. 孩子游泳时大人要全程陪护，尤其注意在孩子扑腾时防止水进入他的眼睛、鼻子和耳朵，随时拿个小毛巾给孩子擦拭面部。

3. 游泳时间。5～10分钟，一般来说5分钟为宜，特别喜欢洗澡、喜欢水的宝宝可以放宽到10分钟，但是全程要看好宝宝。

4. 宝宝游泳的时候也建议跟宝宝说话，询问宝宝的感受。

5. 颈圈有可能引起宝宝过敏，如果宝宝过敏暂时就不要让宝宝游泳了。

二、游泳之后的工作

1. 肚脐消毒

具体方法参考“萌宝第12日”宝宝脐带消毒的相关护理知识。

2. 抚触

具体方法参考“萌宝第18日”宝宝抚触的相关护理知识。

专家点评

婴儿游泳是在宝宝出生当天即可进行的一项特定的、阶段性的人类水中早期保健活动。现代研究表明，婴儿游泳对宝宝的体质、心理、智力的发展都有很好的作用，身体及早与水接触的婴儿发育良好，体格健壮，头脑聪明。实践表明，及早让婴儿参加游泳训练，将有效刺激婴儿神经系统、消化系统、呼吸系统、循环系统及肌肉和骨骼系统，促进婴儿大脑、骨骼和肌肉的发育，激发婴儿的早期潜能，为以后提高婴儿的智商、情商打下坚实基础。

宝宝日常生活记录表

这张表格不但可以详细记录宝宝的身体状况，还可以成为宝宝长大之后的留念，妈妈一定要仔细地帮宝宝记录哦！

日期		星期		气温		室温		湿度		体温
哺乳情况		时间	数量	有无溢乳	备注		时间	数量	有无溢乳	备注
	1					2				
	3					4				
	5					6				
	7					8				
	9					10				
喂水情况		时间	数量	原因	备注		时间	数量	原因	备注
	1					2				
	3					4				
大便情况		时间	数量	外观	原因		时间	数量	外观	原因
	1					2				
	3					4				
	5					6				
	7					8				
小便情况		时间	数量	颜色	原因		时间	数量	颜色	原因
	1					2				
	3					4				
	5					6				
	7					8				
脐带消毒情况	次数	时间		原因		次数	时间		原因	
	1					2				
	3					4				
睡眠状况	次数	起止时间		睡眠状况		次数	起止时间		睡眠状况	
	1					2				
	3					4				
洗澡抚触情况										
服用药物情况										
皮肤异常情况										
宝宝其他情况										

第1日
第2日
第3日
第4日
第5日
第6日
第7日
第8日
第9日
第10日
第11日
第12日
第13日
第14日
第15日
第16日
第17日
第18日
第19日
第20日
第21日
第22日
第23日
第24日
第25日
第26日
第27日
第28日
第29日
第30日

妈咪的宝贝日记

各位妈咪，请根据自己的心情随便涂鸦哦！

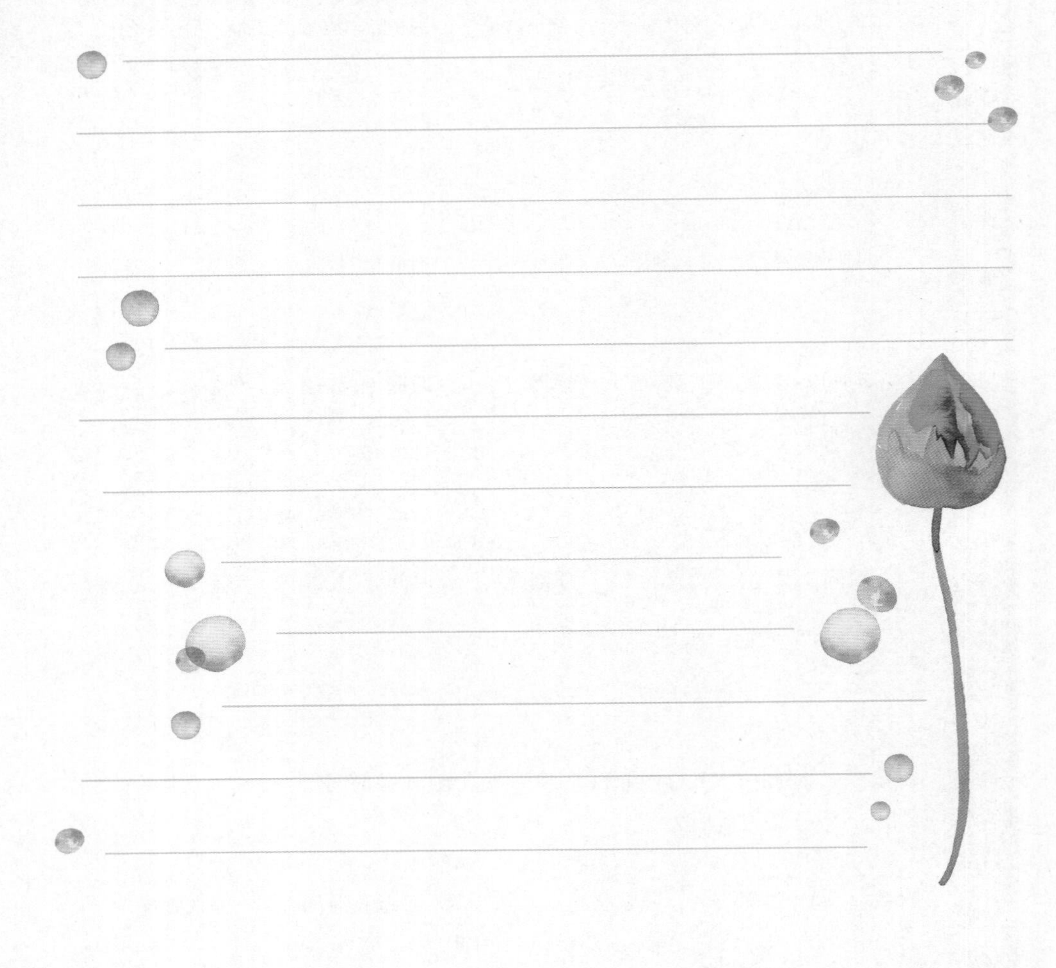

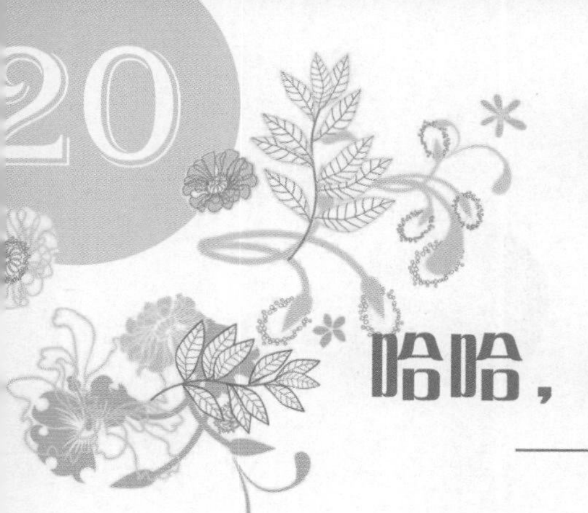

萌宝第20日

哈哈，快来跟我玩儿吧！
——宝宝感知觉能力训练

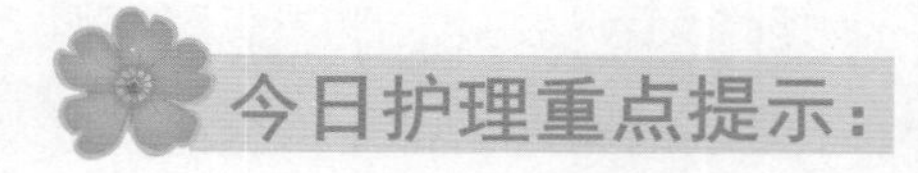

今日护理重点提示：

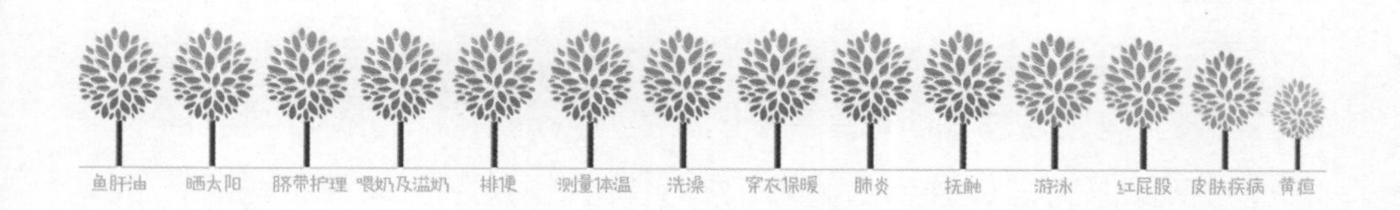

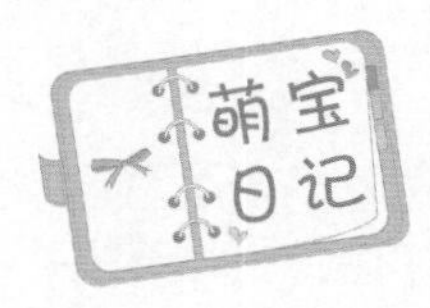

今天，妈妈的很多好朋友来找我玩儿。据妈妈说是她的“闺蜜”，反正就是很好很好的朋友，妈妈说我可以叫她们兰阿姨、亚丹阿姨和小雨阿姨。

三个阿姨都给我带了礼物，兰阿姨给我带了床铃，妈妈立马就给我安在我的小床上了。打开开关，它就转啊转啊，可有意思了。我最喜欢里面那个长颈鹿了，好可爱，我的眼睛不停地盯着它看，都不记得眨了，兰阿姨说我都快“看傻了”，哈哈。亚丹阿姨给我带了个蓝色的小兔子，妈妈打开之后，原来里面有好多好多好听的歌儿啊，有的歌妈妈给我唱过，有的歌我从来没有听过，真好听。这个小兔子真棒，能唱这么多歌呢，我什么时候能唱这么多歌呢？小雨阿姨给我带来了一套抓握玩具，有各种各样的小动物，妈妈放在我手里让我感受一下。我发现它们完全不一样，有的硬硬的，有的软软的，有的刺刺的，有的砂砂的，真有意思啊，为什么它们摸起来感觉完全不一样呢？

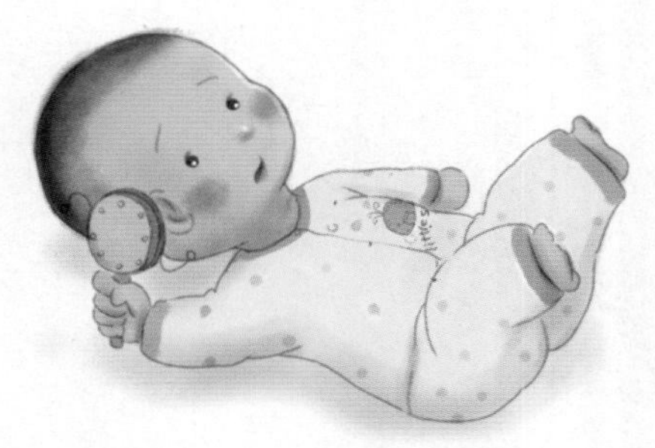

从妈妈肚子里出来以后我发现这个世界真的好奇妙啊，它可比我之前的"小家"复杂多了，我每天拼命地看啊，听啊，好像还没有了解它的万分之一。比如那个妈妈放上衣服就轰隆轰隆响的东西是什么啊？比如妈妈每天拿着个小盒子对着墙上那个大盒子"哔哔哔"是什么意思啊？我好想知道，可是我不会说，也动不了，真着急啊。

不过好在妈妈和时阿姨经常会解答我的疑惑，比如我一会儿要去干嘛，比如我身边这些东西都是干嘛的？虽然我还很小，可别小瞧我的学习能力，只要你们告诉过我的我都记得，等我长大了，能开口说话了，你们就知道我"偷偷"学习了多少本领，到时候让你们大跌眼镜吧，哈哈。

时大姐讲故事

大多数宝宝都比较喜欢看黑白卡片，但是有的宝宝看得时间比较长，有的则短一些。看黑白卡可以刺激宝宝的大脑，也能让宝宝的注意力更集中。我曾经带过一个宝宝，名字叫夏天，这个小女孩就特别喜欢看黑白卡，妈妈给她买的那一套卡片她能反反复复看三四遍，注意力很集中，我动卡片她的眼珠就跟着动。她还喜欢看我的眼睛和头发，可能也是黑白色吧。每天我就故意在她面前"动来动去"，她的眼睛就找着我的眼睛看，很有意思。现在夏天已经五岁了，夏天的妈妈还跟我有联系，说夏天确实长大了注意力也比较集中，不管玩玩具还是做事情都能坚持很长时间。

我们前面提过的天天，因为妈妈在怀孕期间比较焦虑，天天出生以后就比较爱哭闹，15天以后更为明显，白天精神旺盛，晚上也不好好睡觉，全家人都感觉快被折磨疯了。怎么办呢？我就白天多跟他玩儿，消耗他的体力。我先给他看黑白卡，看上十几二十分钟他就烦了；我就让他抓各种不同质地、不同响声的玩具，他抓一会儿又抓够了；我再给他唱儿歌，听上几首他又不愿意了；我就给他翻身，一让他翻身他高兴了。我心想原来喜欢运动啊，我就给他一个皮球让他蹬，还让他趴着顶着他的脚让他爬，脐带脱落以后让他游泳，等他累了以后给他揉，小手、小胳膊、背，不停地给他揉，反正只要你在动着他，他就特别舒服。出了满月以后我就带着天天出去，在小区里面逛逛，让他多看、多听，还让他捏捏树叶，摸摸花，这样他就不哭闹了，玩得很投入。结果呢，到第84天的时候，天天就会左右翻身了，到五个月的时候居然会爬了，我们去体检的时候社区大夫都不相信，但是事实就是如此。对于精力旺盛的宝宝来说真需要找点事给他干，不但可以让宝宝不再哭闹，也能找到宝宝的兴趣点。

还需要提醒大家的是，如果家长们在家里想让宝宝做一点简单的动作能力训练，比如爬，一定要注意孩子的安全。小包子是个胖胖的小男孩，妈妈说小包子太胖了，要减减肥，就很喜欢让小包子爬。适当的锻炼有助于孩子身体和大脑的发育，但要注意安全。新生儿往前爬的时候，手经常跟不上动作，妈妈就着急，给小包子帮忙，帮小包子把手拿到前面去，小包子立马就不乐意了，大哭了起来。我跟妈妈说，你不要担心他的手会压在身体下面，他知道怎么舒服，而你直接把他的胳膊往前拿，他会觉得很难受，不信你趴下换手试试。我就示范给妈妈看，我轻轻地把小包子一侧的身体抬高，然后说："小包子，手往前拿。"往前要加重语气，小包子一开始不明白，我就轻轻地帮他拿过去，这样身体有了一个角度，他就不会觉得不舒服了。而且，你这样说了两三次以后，你一给宝宝侧身体，宝宝就知道自己把手往前拿。不要以为新生儿什么都不懂，他们其实能够听懂你的"指令"。

时大姐实战护理法

一、听觉能力训练游戏

1. 听音乐

宝宝出生几天之后，就可以在宝宝清醒时给他放旋律优美、舒缓的乐曲了，注意音量要合适。

2. 听妈妈的声音

（1）唱歌。妈妈可以经常给宝宝唱歌，比如一些比较简单的儿歌，宝宝睡觉的时候可以给宝宝唱催眠曲。

（2）讲故事。妈妈可以用夸张、有起伏的音调给宝宝讲故事。

（3）日常生活。不要看宝宝小，其实他只是不会表达，宝宝心里什么都知道，所以在日常生活中只要涉及宝宝的事情我们都要跟宝宝“交代”。比如我们要干什么了，为什么要干，下一步会做什么等等，让宝宝了解，有助于宝宝安全感的建立以及亲子关系的亲密，宝宝也能从中体会到被重视。

3. 听周围的声音

在宝宝的居住空间里经常会发生一些声音，要及时告诉宝宝声音的来源，比如“叽叽喳喳是小鸟在叫呢”、“轰隆轰隆是洗衣机洗衣服呢”，等等。

二、视觉能力训练游戏

1. 黑白卡片

宝宝刚出生以后视力比较模糊，看到的距离只有15 ~ 20厘米，随着时间推移逐渐看得越来越远，而且颜色只有黑白之分，所以宝宝比较喜欢看黑白卡。在宝宝清醒的时候，将黑白卡片举在宝宝眼睛前方20 ~ 30厘米处，如果宝宝的眼球在画面上溜来溜去，说明他比较感兴趣。一开始先给宝宝看一些规则的图形，比如黑白靶形图、黑白方格图等，以后可以给他看稍微复杂点的图片。

2. 人脸

新生儿刚出生不久，他醒来的时间非常有限，要珍惜这个可以刺激宝宝大脑发育的过程。如果没有黑白卡片，可以给宝宝看看家人的脸，比如妈妈的脸，爸爸的脸，爷爷、奶奶、姥姥、姥爷等亲人的脸。近距离地看着宝宝，温柔地跟宝宝说话，宝宝非常喜欢。这个过程也是他把声音和人脸“对上号”的过程。

3. 其他物品

生活当中的其他物品也可以让宝宝看，讲给宝宝听。比如："宝贝，天花板上的是灯，打开开关就会发光。""这是你的小衣服、小被子。""这是小球，你可以用小手抓抓，也可以用小脚踢踢。"

三、触觉能力训练游戏

1. 不同材质的物体

在宝宝清醒时可以给宝宝抓握不同材质的物体，比如毛线的、塑料的、玻璃的、棉的等等材质，将东西送到宝宝手里，并告诉他这是什么，摸起来是什么感觉的。

2. 大人的身体

宝宝还非常喜欢跟我们皮肤接触，洗完澡可以给宝宝做做抚触。平时可以洗干净双手多抚摸宝宝的身体，多跟宝宝握手，都会刺激宝宝的大脑发育。

四、动作能力训练游戏

1. 看气球

在宝宝小床上方10厘米处悬挂一个彩色气球，可一边触动气球，一边轻轻说："宝宝看，大气球！"训练宝宝用眼睛去追逐视线范围内移动的物体。

2. 移动拨浪鼓

手拿拨浪鼓，离宝宝30厘米左右，边摇边从宝宝一侧移向另一侧，让宝宝的头随拨浪鼓做180度转动，锻炼宝宝的转头能力。

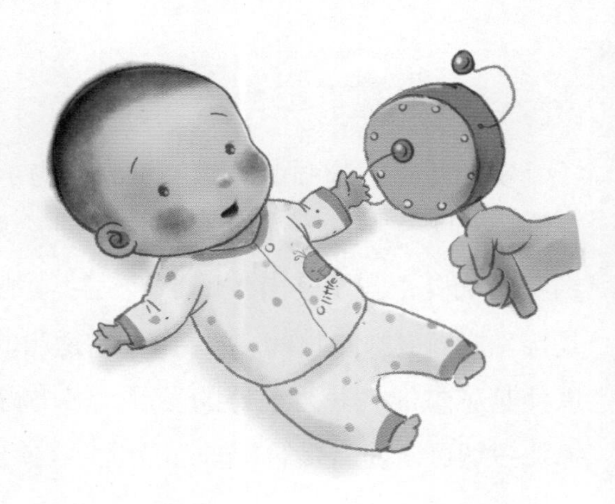

3. 翻身

给宝宝翻身一定要注意他的头部和颈肩，动作一定要轻柔。

4. 爬

用手顶实宝宝的小脚，宝宝会借力往前爬。爬几分钟即可，时间不能过长。

5. 蹬球

在宝宝脚丫处放个皮球，让宝宝蹬球，锻炼宝宝的腿部肌肉。

6. 洗澡、游泳、抚触

具体方法请参考“萌宝第17、18、19日”的相关护理知识。

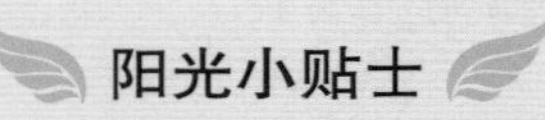

1. 新生儿室内不必过于安静，维持正常环境即可，但应避免噪声。

2. 以上各种训练可单独进行，也可几项同时进行。

3. 不要给新生儿过度的视听刺激，如播放音乐时间每次不要超过20分钟，每天3～4次就可以。

4. 适当对新生儿进行延迟满足，听到新生儿哭闹，可以在语言上及时回馈，如:“妈妈来了，等一下。”动作上可稍微延迟一点，锻炼宝宝的耐心。

专家点评

婴幼儿有着超强的敏感的潜力，为了让婴儿天生的潜力和才能得到良好的发展，我们必须对婴儿的潜在能力发展有一定的了解并进行相应的训练。从诞生开始至出生后半年是接受能力(感觉)的发展期，这个阶段是接受能力最强的时期，要给孩子以适当的听觉、视觉和其他方面的训练，以使其感觉能力获得很好的发展，潜力得以很好的挖掘。所以妈妈们要抓住一切可以提高婴幼儿能力的机会，使自己的宝宝赢在起跑线上。

宝宝日常生活记录表

这张表格不但可以详细记录宝宝的身体状况，还可以成为宝宝长大之后的留念，妈妈一定要仔细地帮宝宝记录哦！

日期		星期		气温		室温		湿度		体温	

哺乳情况		时间	数量	有无溢乳	备注		时间	数量	有无溢乳	备注
	1					2				
	3					4				
	5					6				
	7					8				
	9					10				
喂水情况		时间	数量	原因	备注		时间	数量	原因	备注
	1					2				
	3					4				
大便情况		时间	数量	外观	原因		时间	数量	外观	原因
	1					2				
	3					4				
	5					6				
	7					8				
小便情况		时间	数量	颜色	原因		时间	数量	颜色	原因
	1					2				
	3					4				
	5					6				
	7					8				
脐带消毒情况	次数	时间	原因			次数	时间	原因		
	1					2				
	3					4				
睡眠状况	次数	起止时间	睡眠状况			次数	起止时间	睡眠状况		
	1					2				
	3					4				
洗澡抚触情况										
服用药物情况										
皮肤异常情况										
宝宝其他情况										

妈咪的宝贝日记

各位妈咪，请根据自己的心情随便涂鸦哦！

萌宝第21日

人家还不困嘛！
——宝宝哄睡

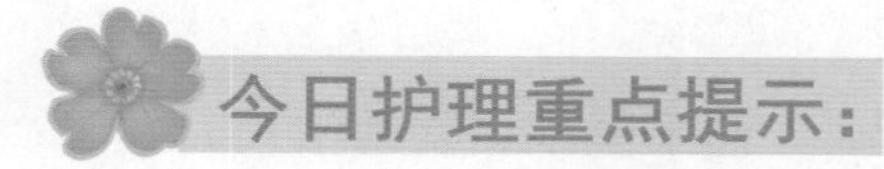

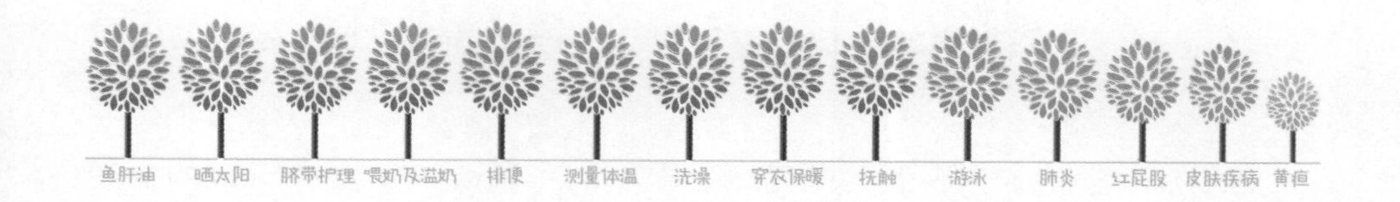

萌宝日记

随着月龄的增长，我感觉我对这个原本陌生的世界越来越适应了。刚出生的时候我几乎对什么都排斥，比如我不喜欢睁开眼睛，因为光线太强了，跟妈妈肚子里暗暗的感觉一点都不一样，可是我现在很喜欢睁开眼睛看看这里看看那里，因为我对它们太好奇了；还有我一开始不喜欢洗澡，不喜欢下水，觉得有点不知如何是好，可是现在我爱上了在水里的感觉，每次洗澡都很享受，很放松，觉得很舒服；一开始我不喜欢跟别人交流，除了妈妈，我对他们都不熟悉，不知道该作何反应，可是现在我很喜欢他们，他们都很关心我，都很喜欢我，我很喜欢听他们说话，让他们抱抱我。

这些“喜欢”造成的最终结果就是我越来越不爱睡觉了。以前我一觉醒来拉完尿完吃完就会继续睡，那个时候老觉得很困，没什么精力；可是现在我可有精神了，每次醒来之后能玩儿好长时间，到了晚上，妈妈很困了，我还不想睡。前几天，妈妈开始给我游泳，我已经游了两次了，每次虽然游的时间不长，还真是很消耗体力呢，每次游完泳一开始我还很精神，过一会儿就不行了，就想睡觉，而且每次都睡得特别沉，特别香。但是不能每天都游啊，时阿姨说那样对体力消耗太大，我会受不了的。为了让我晚上顺利睡觉，时阿姨帮我调整睡眠，白天就不让我睡很长时间了，我醒来的时候她就一直陪我玩，有时候做做游戏，有时候让我锻炼锻炼身体，这样我白天精力被消耗得差不多了，晚上就可以早点睡，爸爸妈妈也可以早点睡。

我觉得这个办法不错，其实晚上黑黑的，我醒来也没有可玩的，没有什么意思，还不如白天多玩会儿呢。

时大姐讲故事

有的新生儿比较爱睡觉，但有的新生儿就比较精神，尤其在出生半个月后体现得比较明显。2013年11月，我接了一个二胎宝宝小小，小小还有一个姐姐叫涵涵，也是我带的。涵涵属于特别乖的小孩，基本上不怎么哭，那时候大人还担心说涵涵是不是有什么问题啊，结果小小出生以后他们发现爱哭的宝宝“问题”更大。小小出生以后不停地哭，抱着能稍微好点，所以在医院时每天晚上都是爸爸抱着睡觉，否则别的病床就要提意见，护士每次来查房小小都在哭，护士就问他是不是饿了，其实小小吃饱也哭，就是不停地哭。白天我就跟妈妈说，像小小这种情况要尽量少抱他，因为这样容易养成不好的习惯，也不利于宝宝的骨骼发育。那怎么办呢？我就用了一个我处理哭闹宝宝的常用方法，那就是“趴着睡”，趴着睡最大的缺点就是怕堵住孩子的鼻子，有窒息的危险，但是白天有人看着问题不大。趴着睡优点很多，其中最为明显的就是增加孩子的安全感，提高睡眠质量。让小小趴着睡以后，他的睡眠时间明显增加了，而且不会再有一点声音就会醒，睡眠质量越来越高。

母乳喂养的妈妈，在宝宝含着乳头睡着之后往往也睡着了，我们还是建议让宝宝吐出奶头再睡。如果是混合喂养或者人工喂养的宝宝，如果宝宝睡眠非常不好，可以考虑给孩子用安抚奶嘴。长期使用安抚奶嘴对宝宝的牙床发育不好，所以在使用安抚奶嘴时一定要注意，只有宝宝睡觉时才能使用，睡着后要马上把奶嘴取出来，不能养成何时何地都依恋安抚奶嘴的习惯，这样才不会对孩子的牙床发育造成影响。

还有的宝宝晚上不好好睡觉的一个重要原因是睡颠倒了。我2011年接了个宝宝，叫朵朵，朵朵是家族里第一个小女孩，爷爷奶奶那是爱不释手啊，白天老爱抱着她，不舍得放下，朵朵呢就被养成了抱着睡的习惯，一放下就不行。白天大人比较有精力，抱得比较多，朵朵就睡得比较好，到了晚上自然就不太想睡；但是大人受不了啊，被折腾一晚上，个个都苦不堪言，没过两天就全部“投降”了，奶奶几天工夫就瘦了8斤。我早上一过去上班，他们一家子就把孩子扔给我都去补觉了。我之前劝过他们，他们也不听，我说我可以帮助朵朵纠正睡眠习惯，但是你们要配合我，他们连连点头。我采取什么办法给朵朵纠正睡眠习惯呢？其实也不难，白天我基本上不让朵朵睡太长时间，也不给她加奶粉，她睡半

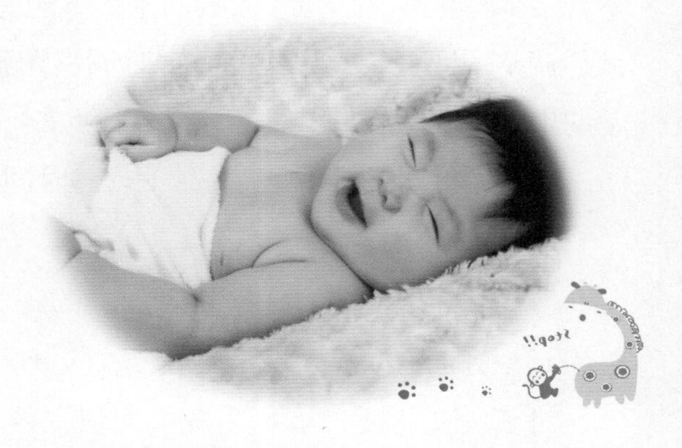

个小时到一个小时就会醒，我就再喂点，有时候醒了我也让她哭一会儿，精力比较旺盛的时候我就给她看卡片、唱歌、锻炼身体等等，总之就是消耗她的体力。到了晚上七点多，我让朵朵的妈妈加上奶粉，让她饱餐一顿。没过两天，朵朵的睡眠就正常了，爷爷奶奶对我伸出了大拇指，后来朵朵的婶婶生孩子还是找我去护理的。

还有的宝宝晚上到点不睡觉跟睡眠环境有关，我在2011年接了一个叫牛牛的小男孩，牛牛全家都是做生意的，好像是开了一家饭店，一家人在饭店忙活完都是晚上10点多才回家，回家之后都开始玩孩子、逗孩子，牛牛怎么会睡觉呢？大家逗了一会儿都有点累了想去睡觉，牛牛可就不干了：刚把你们等回来跟我玩会儿你们就都走了，就不愿意。牛牛的奶奶就让我给牛牛改掉晚睡的毛病，我就说那让牛牛搬到楼上去睡，到了八九点左右，关上灯，拉上窗帘，谁也不跟牛牛说话，营造睡眠环境，不管牛牛睡不睡，10点多家人回来都不能去逗他，也不要发出太大声音。大约调整了四五天，牛牛的睡眠时间就调整过来了。除此之外，孕妇在孕期也要注意正常的作息时间，如果经常晚睡晚醒甚至白天睡晚上醒，孩子出生以后也会跟妈妈保持一致的作息时间。

时大姐实战护理法

1. 哄睡的方法

对新生儿不要养成抱着睡的习惯，否则会给以后的护理增加难度。新生儿睡觉不宜抱着摇晃，以免损伤其大脑。如果宝宝不易入睡，可以让宝宝侧躺在床上，轻轻拍拍他的背，帮助其入睡。

2. 趴着睡的注意事项

宝宝趴着睡对身心健康非常有益，还能让宝宝更有安全感，如果宝宝实在无法哄睡可以采取趴睡的方法。但趴睡也有明显的缺点，那就是容易引起窒息，所以想让宝宝趴睡需要满足几个条件：① 白天。② 床不能太硬也不能太软。③ 保证宝宝手所能抓到的地方没有塑料袋等可能引起宝宝窒息的物品。④ 宝宝趴的垫子吸水性较好，能够把宝宝溢的奶充分吸收。⑤ 身边有人照看。

3. 窒息的紧急处理。

宝宝在吃奶或趴睡时如果产生了窒息的情况要紧急进行处理。具体方法是：清理新生儿呼吸道的分泌物，给予氧气吸入，同时采取弹足底、口对口的人工呼吸等措施刺激宝宝呼吸，同时联系医院救护车紧急救援。

阳光小贴士

如果家长想让宝宝晚上睡得早，睡得时间长一些，可以让宝宝白天吃得少一点，多醒来活动，晚上临睡前给宝宝喂饱一点。

专家点评

婴儿为何会闹觉呢？其实是因为婴儿不会自己睡觉，至少大部分婴儿是没有自己睡觉的本领的。当他们极度困乏的时候，特别想睡却又很难入睡，所以就会哭闹，需要和寻求大人们的帮助，因为或许他已经习惯了借助外力入睡了，比如你的摇晃或者抖动或者含着乳头，而这些都是婴儿睡眠的道具。可一旦有了这些道具，宝宝就更不会自己睡觉了。特别值得一提的是：千万不要过度刺激逗乐宝宝，特别是接近睡觉的那段时间，快睡觉了就和宝宝安静地说说话，读读故事什么的，不要玩一些易激动的游戏和玩具，使宝宝尽快入睡。

宝宝日常生活记录表

这张表格不但可以详细记录宝宝的身体状况，还可以成为宝宝长大之后的留念，妈妈一定要仔细地帮宝宝记录哦！

日期		星期		气温		室温		湿度		体温	
哺乳情况		时间	数量	有无溢乳	备注		时间	数量	有无溢乳	备注	
	1					2					
	3					4					
	5					6					
	7					8					
	9					10					
喂水情况		时间	数量	原因	备注		时间	数量	原因	备注	
	1					2					
	3					4					
大便情况		时间	数量	外观	原因		时间	数量	外观	原因	
	1					2					
	3					4					
	5					6					
	7					8					
小便情况		时间	数量	颜色	原因		时间	数量	颜色	原因	
	1					2					
	3					4					
	5					6					
	7					8					
脐带消毒情况	次数	时间	原因			次数	时间	原因			
	1					2					
	3					4					
睡眠状况	次数	起止时间	睡眠状况			次数	起止时间	睡眠状况			
	1					2					
	3					4					
洗澡抚触情况											
服用药物情况											
皮肤异常情况											
宝宝其他情况											

妈咪的宝贝日记

各位妈咪，请根据自己的心情随便涂鸦哦！

萌宝第22日

后脑勺大一点还是小一点好看？
——宝宝矫正头型

今日护理重点提示：

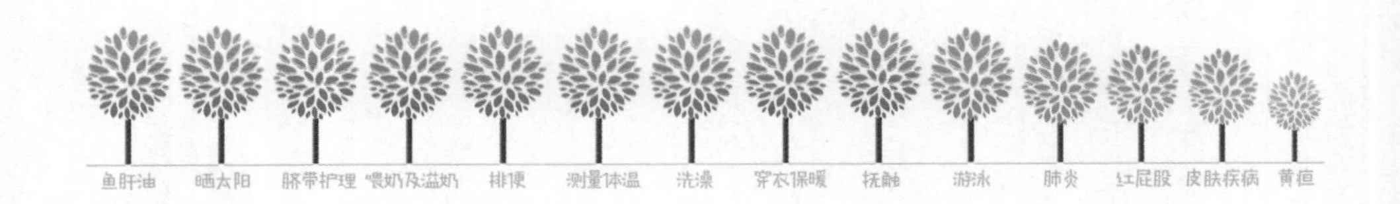

萌宝日记

今天，家里来了一个小客人，姥姥说他是我的小表哥，名字叫乐乐。

乐乐看到我以后对我可惊奇了，可能他从来没有见过像我这么小的小孩儿，他问时阿姨：我可以摸摸他吗？时阿姨说洗洗手可以摸一摸，但是要轻轻的。乐乐很高兴，洗完手就过来摸了我的手一下，边摸边说："他的手怎么这么小啊？真好玩儿。"后来他又轻轻摸了摸我的小脸蛋，摸完了一直在笑。就这样，他在我身边观察了我快半个小时，那眼神儿好像把我当成了某一种小动物。其实我对乐乐也很好奇，他比起大人来小多了，时阿姨跟我说再过三年我也就长成乐乐那么大了，可以跟乐乐一起玩儿了。三年是多久啊？是不是睡几觉就到了？好想也

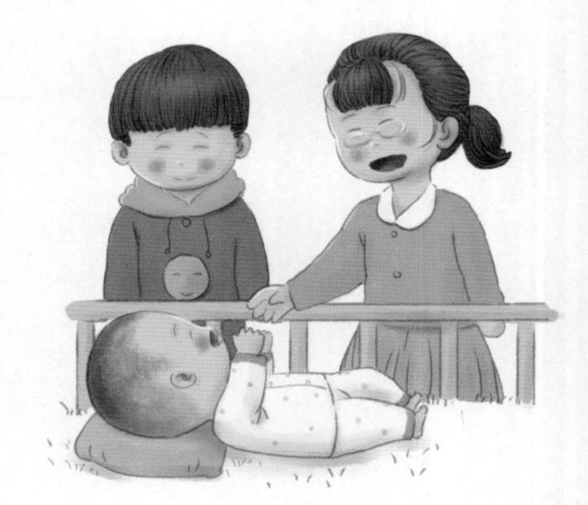

摸摸乐乐的小脸啊，看看跟妈妈的脸是不是不一样。

跟乐乐一起来的是姨姥姥，姨姥姥看了我半天跟姥姥说："皮皮的后脑勺是不是太大了啊？你看我们乐乐后面睡得多平！"姨姥姥显然对乐乐的头型非常得意。她还建议姥姥多让我平躺着睡觉："后脑勺那么大不好看！"姥姥就很担心地看着时阿姨，时阿姨微笑着跟姨姥姥解释："阿姨，皮皮现在太小了，如果平躺着睡觉有奶水溢出来再被他吸进去是很危险的，很有可能得新生儿肺炎。虽然每个宝宝溢奶的情况不同，但还是不能拿宝宝的健康做代价不是？再一个，如果您嫌皮皮的后脑勺太大不好看，也没问题，等出了满月我给皮皮矫正，保证皮皮没有一个大后脑勺，您放心吧。"姨姥姥听了这才罢休。

原来我的后脑勺很大啊？看乐乐哥哥确实后面挺平的，这样不好看吗？我还想做小帅哥呢，不好看可不行，时阿姨，你可一定要给我把头型睡好啊。

时大姐讲故事

很多家长都希望自己的孩子能有一个完美的头型，但是对于什么是完美的头型标准可能不一样，家里的老人一般喜欢把孩子的后脑勺睡平，认为那样最好看。我们并不反对家长们按照自己的喜好去调整宝宝的头型，但是如果睡头型与孩子的安全发生抵触的时候，我们还是建议以安全为重，要不然有可能会付出沉重的代价。

我永远记得2007年11月我接的那个孩子，名叫上上，是一个男孩子，奶奶特别想要个孙子，非常高兴。其实上上出生时的头型并不难看，但是奶奶还是觉得不够"完美"，总想把上上的后脑勺睡进去，为了怕孩子溢奶，我就反复跟她说溢奶的危害，最后奶奶勉强同意让上上刚喝完奶之后侧着睡。到了大约上上出生20天的时候，有一天上上喝完奶睡着了，我把上上侧卧位安置好就去厨房做饭了，这个时候奶奶进去了，非要把上上正过来，妈妈也不好意思阻止。我做完饭端着妈妈的饭盘进去给妈妈送饭，饭盘还没等放到桌上，我就看见上上在往上涌奶，我赶紧把饭盘“扔”在桌子上，迅速地过去看上上。这时候上上的这口奶已经涌上来了，奶从他的鼻子和嘴里喷出来，我用手托住他的脖颈部，上上嘴里一直“啊……啊……”地哭不出来。我当时感觉脑袋一片空白，但是转瞬就想到在阳光大姐公司培训时学到的紧急速救法，赶紧把上上抱着翻过来，让他趴在我腿上，头朝下，托住他的下颌，使劲拍他的背，但是上上还是一个劲蹬腿，哭不出来。我把他翻过来一看，他的脸都已经发紫了，我赶紧朝他的鼻子和嘴猛吸了一口气，吸上来一些黏黏糊糊的东西，又把孩子翻过去继续拍，这次力度更大一点。这时，上上才“哇”地一声哭出来，我又拍了一会儿，才把他翻过来，一看他嘴里全是黏沫，尿布也蹬掉了，还拉了，大便到处都是。我赶紧稍微给他清理了一下，不过一直抱着他不敢撒手。

当时奶奶出去了，妈妈吓得傻在那里不知道干嘛，我说赶紧给他爸打电话，让他去医院等着，给他姥姥打电话（孩子的姥姥住得很近）赶紧开车过来带我们去医院。妈妈这才回过神儿来抓紧打电话，打完电话她问我孩子怎么样了？我说现在还不能确定，孩子哭出来了应该没有大碍，现在就不知道肺里有没有事，我们还是抓紧去医院吧。

下楼的时候正好碰见奶奶回来，忙问怎么了，我说先上车再说吧。在车上奶奶就不停问我孩子有没有事，我已经猜到是奶奶把上上放平的，本来不想说她，但是她老在问，我就说孩子喝完奶平躺很危险，虽然现在暂时抢救过来了，但是肺部不知道有没有问题，奶奶当时就紧张地哭了，其实我的腿也一直在发抖。

到了医院，医生给孩子做了检查说问题不大，幸亏抢救及时，这时奶奶已经吓得瘫软在地，一个劲地说：“小时，是你救了我孙子，我一定要报答你。”我说：“阿姨，我不用您报答，您以后听我的话就行了，回家以后孩子的肺部再也不能受到呛咳了。”奶奶就不停地点头。回家之后我就用大人的荞麦皮枕头弄成一个坡度，大约15厘米高，让孩子侧躺在那里。

后来上上就再也没有出现过溢奶的现象，肺部也没有留下后遗症。不过，当我每次想到这件事都仍然觉得心有余悸，在健康甚至是生命面前，完美的头型真的没有那么重要，况且出了满月之后孩子溢奶现象逐步减轻，矫正头型仍然是来得及的。

2010年的时候我还接了一个叫周周的孩子，周周的奶奶也是执意要给周周正头型，奶奶怎么看都不喜欢周周的后脑勺，非要给睡平了。白天我在还好说，我晚上一下班奶奶就把周周给正过来了，为了防止周周歪头，奶奶还给他缝了个小米枕头，把周周爸爸的书用尿布捆起来挡在周周头两侧，让周周没法侧头。结果，一天晚上周周呛奶了，呛出来的奶又被周周吸入肺部，得了新生儿肺炎。这个时候一家人还不知道，我第二天早上一过去就觉得周周不太正常，喉咙和鼻子里都有声音，好像有东西似的，我看周周的呼吸也不太顺畅，就拿了个棉签给周周掏鼻屎，结果掏出来一看全是白色的，都是周周昨天晚上吐的奶，我就极力建议带周周去医院。去了以后医生就把周周留下了，给周周拍了片子，周周双侧肺里都有水泡，必须住院治疗。我以为奶奶这回长教训了吧，没成想这个奶奶追求她认为的完美头型特别执着，在医院里她还让周周平躺睡觉，医生说她她也不听，后来，周周的爸爸妈妈没办法就劝奶奶回老家休息一段时间。我在这里提醒：大家给宝宝矫正头型一定要注意时间和方法，不能以孩子的安全为代价，尤其是轻微斜颈的孩子，头部两边顶上东西很有可能造成孩子窒息。

时大姐实战护理法

1. 侧睡

宝宝在刚出生的前20天内都要采取侧睡的睡姿，先为右侧位，30分钟后可以转变成左侧位，这样是为了防止宝宝睡偏头，不对称。20天以后是否侧睡要看宝宝的溢奶情况。

2. 平躺睡

中国传统观念是宝宝的后脑勺要睡平进去才好看，在宝宝刚出生的一段时间内尽量不要让宝宝平躺睡，20天后如果宝宝溢奶、吐奶的情况有明显改善可以开始尝试让宝宝平躺睡，这个时候矫正宝宝头型还是来得及的。可以把尿布卷成卷，把他的头固定一下；也可以做一个小枕头，留出头宽的距离两边绑上尿布卷，让他的头平躺着。但是一定要注意平躺睡觉宝宝身边一定要有看护者，以免引起窒息。

3. 趴睡

趴睡的优点很多，从外观来看宝宝的脸会比较小，而且五官会更为立体，家长可以根据需要选择让宝宝趴睡。趴睡的注意事项可以参考“萌宝第21日”宝宝哄睡的相关护理知识。

阳光小贴士

- 如果宝宝已经睡扁了头，妈妈可以给孩子轻轻按摩睡扁的那部分(1岁半以内的宝宝)，切记不可太用力，每次抚摸3～4分钟，一天4～5次即可，可以起到矫正的作用。
- 宝宝出生四个月内，囟门骨缝还没完全闭合，骨头尚软，因此这段时间都有机会改变头型，建议抓住这个最佳时机。四个月到两岁前，这是最后的矫正机会，一旦头骨钙化完成，头型就再也无法改变，两岁后即使每天侧睡都无法改变头型。
- 很多宝宝在五个月大的时候头会稍微有点偏，这是由于宝宝内在的生长力量所致，不用担心，一岁左右就会圆起来。

专家点评

宝宝的头型和父母关系密切，为了避免宝宝的头部变形，在此建议：不要给刚出生的婴儿用小枕头，这样非但不能矫正头型，而且很容易造成宝宝脖颈弯曲，引起呼吸困难，如果要用也要等到孩子长大些。对父母而言，要做的是每两个小时替孩子翻动一次睡姿，避免维持同一姿势过久。婴儿出生的四个月内，囟门骨缝还没完全闭合，骨头尚软，是头型的最佳塑造期，所以父母们要抓住这个最佳时机。

宝宝日常生活记录表

这张表格不但可以详细记录宝宝的身体状况，还可以成为宝宝长大之后的留念，妈妈一定要仔细地帮宝宝记录哦！

日期		星期		气温		室温		湿度		体温
哺乳情况		时间	数量	有无溢乳	备注		时间	数量	有无溢乳	备注
	1					2				
	3					4				
	5					6				
	7					8				
	9					10				
喂水情况		时间	数量	原因	备注		时间	数量	原因	备注
	1					2				
	3					4				
大便情况		时间	数量	外观	原因		时间	数量	外观	原因
	1					2				
	3					4				
	5					6				
	7					8				
小便情况		时间	数量	颜色	原因		时间	数量	颜色	原因
	1					2				
	3					4				
	5					6				
	7					8				
脐带消毒情况	次数	时间	原因			次数	时间	原因		
	1					2				
	3					4				
睡眠状况	次数	起止时间	睡眠状况			次数	起止时间	睡眠状况		
	1					2				
	3					4				
洗澡抚触情况										
服用药物情况										
皮肤异常情况										
宝宝其他情况										

妈咪的宝贝日记

各位妈咪，请根据自己的心情随便涂鸦哦！

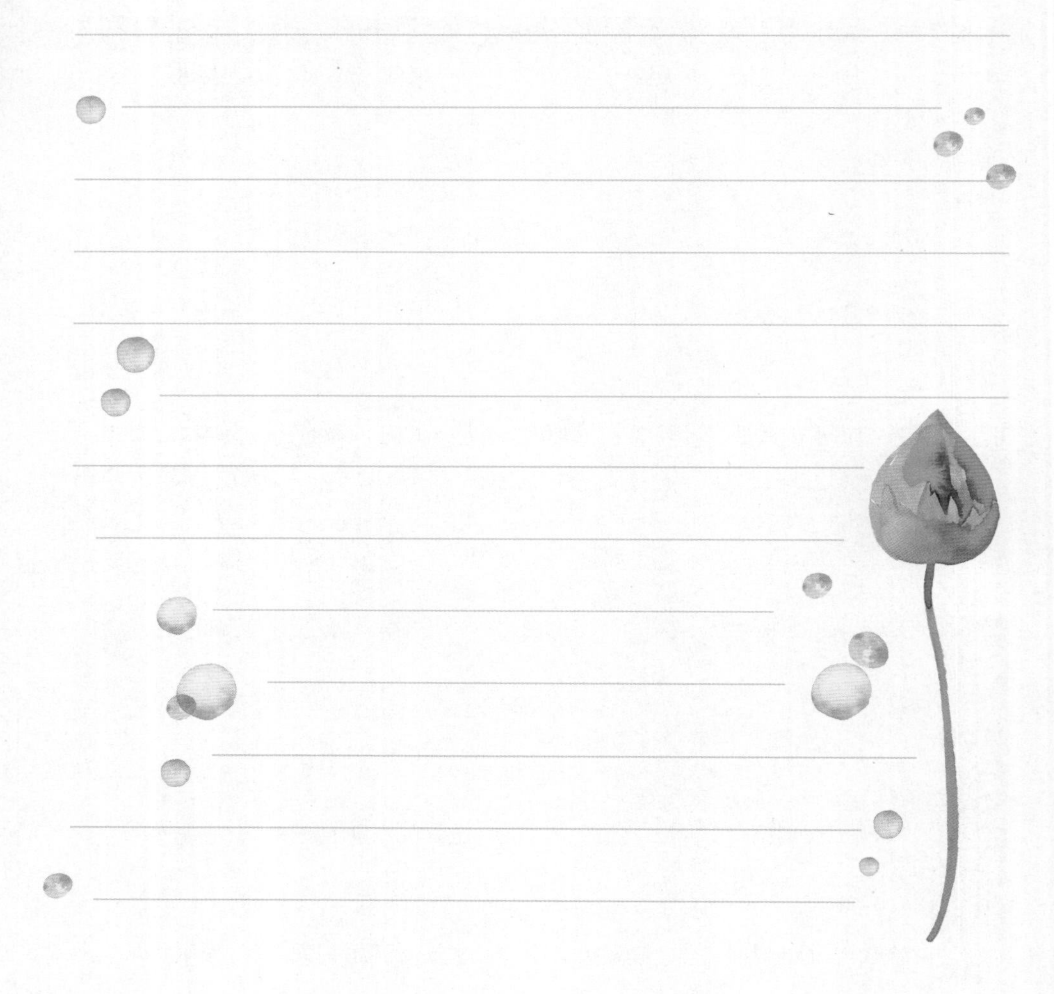

萌宝第23日

有点痒，好想挠一挠。
——宝宝皮肤疾病护理

今日护理重点提示：

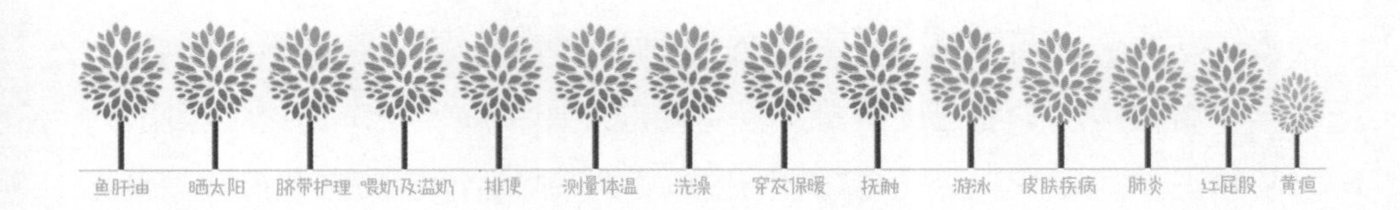

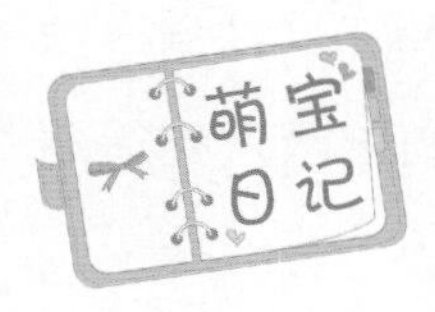

今天天气好像不是很好，太阳公公没有照例出来，外面阴阴的。中午的时候我正在睡觉，忽然被好大的声音吵醒了，还从来没有听过这么大的声音呢，我有点害怕就开始哭。时阿姨就坐在我旁边，她赶紧拍了拍我，跟我说："皮皮，不要怕，这是打雷的声音，从天上来的，打完雷以后可能就要下雨了，雨也是从天空落下来的，一会儿下雨了，我带你去阳台看一看好吗？"

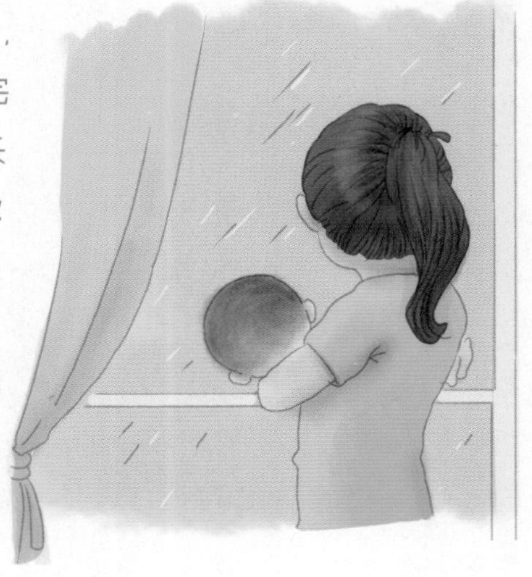

过了一会儿，我听到外面有"哗啦啦"的声音，时阿姨说："雨下得真大啊，这几天这么闷热，下场雨就凉爽了。"说着，时阿姨把我

抱到了阳台对我说:"皮皮,你看,下雨了,下雨就是从天上落下来好多水。"我睁开眼睛看着外面雾蒙蒙的,有很多水打到玻璃上,又流下去,这就是下雨啊,大自然真的好奇妙。

过了一会儿时阿姨把我抱到床上跟妈妈说:"皮皮妈妈,你看看皮皮,下巴那里好像长了一点湿疹。"妈妈看了看说:"是有点小疹子,是什么原因引起的呢?"时阿姨说:"引起湿疹的原因很多,比如你的饮食里有一些容易引起过敏的食物,像鱼虾什么的;又或者皮皮吃奶的时候是不是有奶液留在下巴上没擦干净。"妈妈想了想说最近吃的鱼虾倒不算多,不过晚上睡觉的时候经常喂着喂着就睡着了,确实没有关注皮皮嘴巴周围是不是有奶液没擦干净,看来是这个原因了。时阿姨说:"不用担心,很多新生儿在20多天以后都会长点湿疹,没什么大问题,下次我们注意给他擦干净就行了。"妈妈点点头:"我晚上在枕头边上放上一块干净的小手绢儿,他吃完奶我给他擦一擦再睡。""恩,饮食上我也给你调整一下,不能再刺激皮皮的皮肤了,我们这两天吃得清淡一点,鱼虾暂时就不要吃了。"时阿姨说。

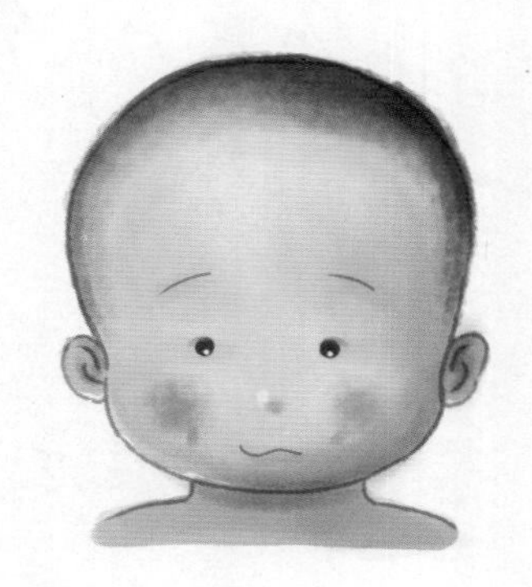

原来我的下巴上长了一些小疹子啊,我都没有感觉,好像既不疼也不痒,妈妈,不用那么担心啦。

时大姐讲故事

宝宝在新生儿期间多多少少都会患一些皮肤方面的疾病,原因不一,解决方法也不尽相同,出现问题要对症下药,切不可一把钥匙开所有的锁。

2008年我接了一个叫丁当的女孩,由于前一个月嫂合同没有结束,我去她家的时候丁当已经出生九天了。当时是冬天,虽然有暖气,但是老房子的保温效果不好,屋里的温度最多也就20℃左右,但是我发现丁当穿得很少,她里面穿了件秋衣,外面套了个不是很厚的小外套,手脚很凉。

当时丁当的妈妈里面穿着小棉袄，外面穿着珊瑚绒睡衣，我就问她："你穿得这么多，为什么给孩子穿这么少啊？"妈妈回答我说，前面那个月嫂说孩子起湿疹了，是热的，所以要少穿。我就打开包被看了一下，觉得丁当起的不像是湿疹,但确实是长了很多疹子。我把温度表拿来给丁当一试，才36℃，赶紧给孩子多穿了几件。然后就问孩子的姥姥丁当的衣服是用什么洗的，姥姥说是透明皂，我就怀疑问题出在透明皂上，一是碱性太大，二是有可能没冲洗干净。我就把丁当所有的衣服都重新洗了，并拿到锅里煮了一遍,然后让姥姥去买了宝宝专用的洗衣液和洗衣皂。过了大约三天，丁当的皮疹就都好了。

2009年我曾经接过一个叫心仪的宝宝。心仪出生在春季，济南正好刚停了暖气，奶奶就不让我给心仪洗澡，怕孩子着凉。我就每天给心仪擦一擦身体。有一天我发现心仪的脖子那里长了一些小米粒一样的小水泡，我当时还不知道是什么，做好清洁工作以后也没有太在意。结果第二天我发现这个小水泡长大了，大的已经有黄豆粒大小，有的地方两三个都连成串了，里面全是水。我就赶紧给孩子护理，用医用棉签蘸上酒精给心仪擦，把小水泡都擦破了，擦破以后就用从医院带回来的脐粉给涂上了，这样过了几天以后就好了。后来社区大夫来了,我一问才知道这是脓疱疮，也叫黄水疮，是金黄色的葡萄球菌感染导致的，孩子皮肤褶皱较多的地方尤其是脖颈部最容易得。医生说这个脓胞疮是感染性的，破了以后里面的水流到哪里哪里就会长，所以得这个病一定要注意不要让水流得到处都是，幸亏我给宝宝护理得及时，方法也得当。我一听还非常后怕呢。医生还建议把心仪的所有用品包括衣服被褥都拿去用热水消毒，而且尽量每天给孩子洗澡，勤给孩子换洗衣服。

新生儿皮肤娇嫩，任何涂到新生儿身体上的物品都要选择新生儿专用的，否则有可能引发皮肤疾病。我在2010年曾经接过一个叫展博的小男孩，展博的姥姥特别喜欢买某个品牌的保健品，每天都去听课，跟着了魔似的。一天，她带回家一支不知道什么油，非要让我给孩子做抚触的时候抹在孩子身上。我不同意，但是姥姥一再坚持，我只好用了。第一天展博的皮肤就不适应，起了点疙瘩。我就不愿意再用了，可是姥姥还是坚持，我只好接着用。结果到了第三天展博全身都长满了湿疹，孩子也开始烦躁哭闹，姥姥还坚持让孩子用。展博的爸爸受不了了，带着孩子去了医院，医生诊断为皮肤过敏，给开了一些药，回来擦了好几天才好。

还有一个宝宝，名字叫与非，是个漂亮的小女孩。与非出生半个月以后头上开始长疙瘩，有绿豆粒那么大，发红、发硬，起初只是头上长了3个，陆续地脖子上、肩膀上也开始长。我一看这个疙瘩不像是蚊子咬的，但也不知道是什么咬的，只好多做卫生工作，给与非勤洗勤换，床褥也整理得很干净，可是状况还是没有得到缓解。后来有一天我正给与非看黑白卡呢，忽然觉得胳膊有点痒，我就本能地一拍，居然没拍死，掉到了床上,我赶紧把那个小东西摁住了。那个小东西有三分之一个芝麻粒那么大，经奶奶仔细辨认，是跳蚤，这次算是抓住罪魁祸首了，家里怎么会有跳蚤呢？原来与非的对门和楼上楼下都是狗狗爱好者，加起来养了五只狗，大家都知道，宠物身上很容易招惹一些小昆虫，殃及了与非。我们赶紧把与非的房间做了彻底的消毒，床褥、床垫都翻出来，该洗的洗，该晒的晒。与非身上的包我用碱水每天都给她消毒，过了几天也都下去了。奉劝各位家长，家里有宝宝尽量不要养宠物，如果实在要养，一定要做好宠物的消毒工作。

还有一个案例，我非常想告诉大家，这个案例也是子涵的妈妈叮嘱我一定要告诉大家的。接到子涵是在2010年12月份，那个时候是冬天，家里有暖气非常暖和，所以子涵的奶奶给子涵做的小棉袄、小棉裤和棉被、棉褥都没大用着,只垫了一个棉褥在下面。有一次子涵不小心把棉褥尿了，我就给拆开洗了，那个棉花我当时就觉得有点奇怪，奇怪在哪里呢，在太阳底下亮晶晶、一闪一闪的。我当时就问奶奶怎么回事，奶奶就说没事，她爷爷给买的最好的棉花。我心想可能最好的棉花就是这样的吧，也没多想就又给缝了起来。后来我就离开了子涵家。大约转过年来4月份的时候子涵妈妈给我打电话说："时姐，我告诉你件事，我觉得你可以当案例给人讲讲。"原来，3月份济南停暖以后，他们就给子涵穿上了奶奶做的棉衣棉裤，盖上了奶奶给做的小被子，结果没过两天子涵就长了一身小红疹，跟大米粒儿那么大，而且非常痒。子涵不停地哭闹。全家只好去了医院，皮试也做了，母乳也查了，都查不出问题。医生给开了一些药，回去抹上看着有点好，过一阵又不好了。再去医院，又给孩子验血，一番折腾之后还是老样子。子涵妈妈就忽然想起月子里我说的棉花的事，她就去仔细地问子涵的爷爷，结果爷爷说根本没有买最好的棉花，买的是五块钱一斤的棉花，找懂棉花的人来一看说是金属棉，对皮肤刺激很大，孩子根本受不了。子涵现在虽然皮肤上的疹子好了，但是却留下了过敏性的体质。子涵现在已经三岁多了，鸡蛋、鱼虾什么的都不敢吃。在此提醒各位家长，在给孩子选择直接接触皮肤的用品时，一定要选择质量过硬的产品，以免给孩子造成无法弥补的损害。

时大姐实战护理法

疾病	原因	临床表现	护理方法	预防及注意要点
湿疹	过敏性皮肤疾病，与新生儿先天的体质有关。湿疹多见于人工喂养的宝宝，出生后20多天易发。	面部、头皮等部位会出现一些皮疹，部分新生儿患部有渗液或者脱屑，严重者会发展成疱疹，破溃结痂。	如果不严重可以不用管它；如果严重可以使用一些不含激素的药膏涂抹，遵医嘱。	1. 避免接触化纤衣物，避免环境过热过湿。 2. 注意饮食。人工喂养宝宝要慎重选择奶粉，母乳宝宝妈妈不要进食海鲜和刺激性食物。 3. 洗澡水温不要太高。

（续表）

疾病	原因	临床表现	护理方法	预防及注意要点
胎毒	妈妈体内湿热过重，有可能是补充海鲜过度，腥辣过多。	小水泡，有大有小，一般长在头面部，顶端会有小白头，底部可能有大米粒一样的水泡。	注意防止感染，保持清洁干燥，慢慢就会自动下去。	孕期注意饮食。
皮疹	胎脂擦掉以后新生儿皮肤不适应外部空气，跟妈妈和个人体质有关。	大小跟蚊子包差不多，中间像小米粒的形状，旁边皮肤发红，中间发白，有点透明，遍布全身，三天后消退。	如果不严重可以不用管它，严重可以用碘伏擦一下，褶皱处可能会略多一些。	尽量少接触水。
汗疹	宝宝的汗腺不发达，衣服又包得密不通风，导致出现红色小疹。	出生后1～2星期最容易出汗疹，也称“粟粒疹”，好发部位在两颊、额头、腋下、颈部、胸前或皮肤皱褶处等。	给宝宝减衣服，保持皮肤干燥。	汗疹有时会有消退后又出现的情形，家长不用担心，注意清洁，维持通风，不要给宝宝穿太多衣服。若宝宝身体常常流汗潮湿，每天可多洗一次澡。

（续表）

疾病	原因	临床表现	护理方法	预防及注意要点
脓疱疮	主要跟清洁不彻底有关。	多发生在新生儿的颈部褶皱处、腋下、大腿根部皱褶处、腹部等部位。初期为小米粒大小，内有黄色液体，如果不注意处理，发展很快，会增大到黄豆大小。疱疹破溃流出黄水会引发感染。	每天洗澡后用75%的酒精消毒棉签把脓疱挤破，再换用干净消毒棉签擦净局部。夏季可以增加洗澡次数，洗完用上述方法继续消毒。	1. 防止感染宝宝其他部位。 2. 防止感染护理者。 3. 预防措施：天天洗澡，勤换衣物，细心观察。

专家点评

刚出生的婴儿，皮肤表层又薄又嫩，很容易发生生理性脱皮现象，而且还缺乏抵抗病菌的能力，因此受到轻微的刺激便会发生皮肤红斑、丘疹，严重时形成皮肤糜烂，乃至被病菌感染，宝宝因此哭闹不安。所以宝宝日常护理要做到以下几点：保持通透，局部干爽，及时清洁，避免挠抓。时大姐的实战护理全面详细地介绍了宝宝不同的皮肤问题的预防及注意要点，非常值得新生父母借鉴学习。

宝宝日常生活记录表

这张表格不但可以详细记录宝宝的身体状况，还可以成为宝宝长大之后的留念，妈妈一定要仔细地帮宝宝记录哦！

日期		星期		气温		室温		湿度		体温	

		时间	数量	有无溢乳	备注		时间	数量	有无溢乳	备注
哺乳情况	1					2				
	3					4				
	5					6				
	7					8				
	9					10				
喂水情况		时间	数量	原因	备注		时间	数量	原因	备注
	1					2				
	3					4				
大便情况		时间	数量	外观	原因		时间	数量	外观	原因
	1					2				
	3					4				
	5					6				
	7					8				
小便情况		时间	数量	颜色	原因		时间	数量	颜色	原因
	1					2				
	3					4				
	5					6				
	7					8				

脐带消毒情况	次数	时间	原因	次数	时间	原因
	1			2		
	3			4		
睡眠状况	次数	起止时间	睡眠状况	次数	起止时间	睡眠状况
	1			2		
	3			4		

洗澡抚触情况	
服用药物情况	
皮肤异常情况	
宝宝其他情况	

妈咪的宝贝日记

各位妈咪，请根据自己的心情随便涂鸦哦！

萌宝第24日

我到底听谁的啊？
——家庭关系对宝宝的影响

今日护理重点提示：

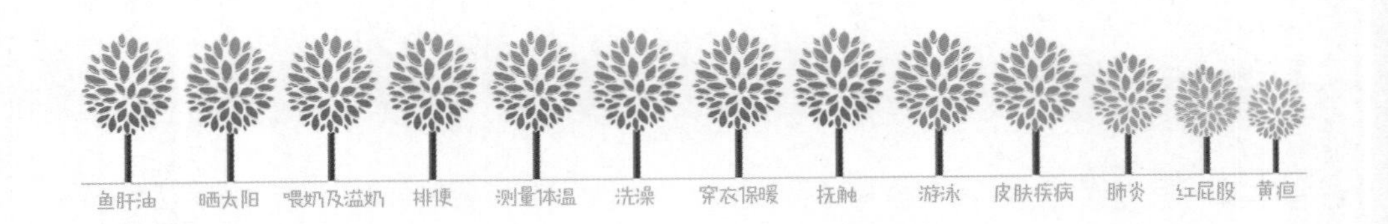

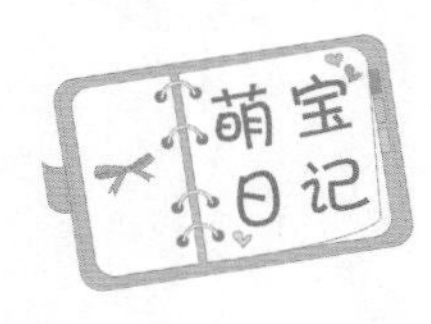

最近几天我一直没有看到爸爸，妈妈的心情好像也不太好，总是看到她皱着眉头叹气，虽然跟我在一起的时候她依然很温柔，也很有耐心，但我还是可以感觉出她有心事。

昨天晚上爸爸终于出现了，他一回来就冲到房间里看我，还给我买了玩具。“皮皮，想爸爸了没有？对不起，爸爸这几天出差了，没有陪你，其实爸爸也很想你。”爸爸看起来很愧疚。“什么工作这么忙啊，平时忙得要命也就罢了，现在家里有了宝宝，还没有出满月，就不能在家陪陪我们吗？”妈妈忍不住埋怨起来。“我也不想啊，你也知道这个项目到了最关键的时候，这个时候我怎么能不去呢？”爸爸说。“非得你去吗？公司那么多人，谁去还不行。”“你要这么说话我就没法跟你说了，不是就你一个人需要理解的，我的工作压力也很大！”爸爸说完就走了，妈妈坐在床边忍不住哭了出来。

我从来没见过爸爸妈妈吵架，我好害怕啊，为什么他们这么凶？为什么他们要吵架？为什么妈妈这么伤心？我不明白。妈妈哭了几声转头看到我，马上擦擦眼泪，把头贴到我的胸前说：“宝宝，对不起，妈妈不该在你面前跟爸爸吵架，吓到你了是不是？对不起，爸爸妈妈只是有一点小矛盾，我们虽然有点争执但是不代表我们不相爱，也不代表我们不爱你，你长大了就会明白。”

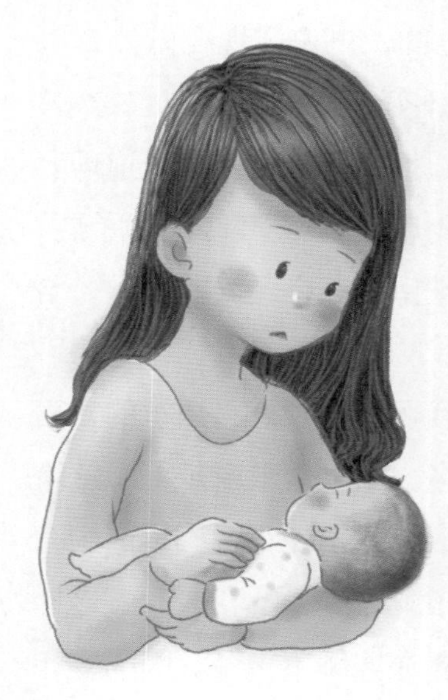

妈妈，其实我明白，因为我有时候也会难过，有时候也会着急，有时候也会乱发脾气，希望你跟爸爸赶紧和好，我们三个是幸福的一家，希望我们的家里永远充满着欢声笑语。妈妈，好想亲亲你。

时大姐讲故事

在我接触的家庭里面，矛盾比较多的主要有三种情况。第一种最为常见，就是婆媳关系；第二种是夫妻关系；还有一种就是雇主（主要是家里的老人）与我们月嫂之间产生的分歧。无论是哪一种，都会让家里的气氛变得不那么自然，给宝宝的成长带来“负能量”。

2006年的时候，我接了一个打替补的单子，孩子叫艺艺。艺艺的妈妈还没出院就哭了好几次，原因几乎都是因为婆婆。艺艺出生的第二天，婆婆就给炖了猪蹄汤下奶，传统坐月子都是靠这些大补的东西下奶，但是这些东西太补了，不适合过早给产妇喝，要不然很有可能积奶、乳腺不通。所以我就跟她说：“阿姨，这个时候还不能喝猪蹄汤。”也顺便提醒艺艺妈妈："你是剖宫产，没有排气，猪蹄汤还不能喝。"由于孩子出生前几天特别忙碌，我也没顾上跟奶奶解释，说完我就照顾艺艺去了。我回来以后看见艺艺妈妈在那儿哭，我才知道看到艺艺妈妈没有喝猪蹄汤，婆婆非常生气，当着妈妈的面说：我们那时候生孩子哪有这些吃呀，有的吃就不错了，还挑三拣四的。艺艺妈妈觉得很委屈，等婆婆一走就忍不住哭了。我就赶紧安慰她："你婆婆那么说可能也是无意的，再说你现在做什么事情都要想着宝宝，如果整天被婆婆影响，心情不好，身体就会产生毒素，宝宝喝了毒奶身体能好吗？"艺艺妈妈想了想，很快就明白了这个道理。

如果婆婆对我们（月嫂）持排斥态度，或者跟儿媳妇总在闹矛盾，我们也需要对症下药，帮助她们解决问题，使家里有一个良好的氛围，给宝宝一个健康的成长环境。

还记得我们前面提过的麦兜吗？照顾麦兜我可是费了好大周折的，麦兜没什么大事，但是麦兜的奶奶"事儿"比较多。第一个事就是不愿意给孙子请月嫂。麦兜的奶奶家在农村，思想不是很开通，在农村确实很少有请月嫂照顾孩子的，所以她就给麦兜的爸爸下了死命令不准我去。就这样麦兜出生三天了都没让我去，结果到了第三天实在照顾不了了。因为麦兜妈妈的奶水太好了，胀得很厉害，麦兜含不住奶嘴，吃不上奶。妈妈又疼又急，说："我不是订月嫂了吗？不行给月嫂打电话啊。"这样我才去的麦兜家。一开始去的医院，我一进去就觉得气氛不太对，好像弥漫着硝烟似的，奶奶也生着气，妈妈在那里哭，爸爸急得团团转。我一问才知道是因为孩子吃不上奶。我就安慰奶奶说："阿姨您放心，妈妈长什么样的乳头，孩子就长什么样的嘴，他准能吃上。"我一看由于孩子没有完全含住乳头，光吸吮了乳头上端，所以妈妈的乳头已经开裂了。我就想先用吸奶器把奶吸出来，一吸乳头根部也裂了个口子，我说不行还是我来给你推吧。我一推，妈妈就嚷着疼，我说没办法，你得忍着，奶淤积在那里，孩子现在喝不着还是小事，一旦得了乳腺炎孩子就长时间没法喝了。妈妈就忍着让我给推，推得稍微软点了就让孩子试，慢慢地麦兜就能含住妈妈的乳头了。解决了麦兜吃奶的“头等大事”，奶奶终于同意我这个月嫂进门了。

出院以后，奶奶对我做的很多事情仍然有“意见”，比如她认为不需要给孩子天天洗澡；孩子黄疸严重时担心是母乳性的，让孩子少喝母乳她也不情愿；给产妇做饭她觉得做那么多种类没有必要等等，我就不停地向她解释，让她明白其中的道理。

除了这些，就是婆婆和儿媳妇之间的矛盾了。麦兜的妈妈对婆婆有很多意见也不方便说，就自己在那里生闷气。比如婆婆在农村生活惯了，说话声音特别大，拿东西放东西声音也特别大，我有时候就会瞅准机会给她们调和一下。一次奶奶关冰箱的声音又特别大，儿媳妇在屋里听见了就皱起了眉头，我什么都没说，到中午做饭的时候就跟婆婆说：“阿姨，您看，宝宝在睡觉，他的耳朵特别敏感，他刚睡着，您一大声说话或者大声放东西，他就被吓得乍手，这样会影响孩子的。”其实说这些话我是违心的，因为正常来说应该吓不着孩子，但是我觉得这样可以解决她俩之间的矛盾，所以这个“善意的谎言”我觉得还是值得的。别说，一提到她孙子还真管用，她以后都非常注意说话和放东西的声音。

这家的情况确实比较复杂，麦兜的妈妈生产的时候麦兜的姥姥正好中风住院了，妈妈一直惦记着姥姥，又不能做什么，带着麦兜晚上睡眠又不好，经常自己在那里掉眼泪。我担心她产后抑郁，想让她多休息休息。奶奶比较年轻，正好比较清闲，我就跟奶奶说：“您身体好，麦兜妈妈晚上太累了，所以我下班以后麦兜睡觉前您就多带带。您想，儿媳妇休息好了奶水才能好，就能把您孙子喂得饱饱的，而且您知道女人坐月子很重要的，如果坐不好落一身病，到时还不得你儿子照顾。”奶奶一听就说：“为了我儿子，为了我孙子，没问题。”我走了以后奶奶就把孩子抱走，需要喂奶了再给妈妈。慢慢地妈妈的压力没那么大了，对婆婆也没那么多怨气了，家庭氛围也越来越和谐了，奶奶对我最初的不信任也开始转变了。后来她的小儿媳生孩子，她就指定让我来带，就这样我又帮她照顾了孙女丫丫。

时大姐实战护理法

宝宝的生活环境对宝宝的成长发育非常重要，孩子不喜欢尖锐的声音，尤其是吵架的声音，父母和家人尽量不要吵架，营造和谐稳定的家庭关系。如果实在有事情需要沟通，也要尽量避开孩子。

不稳定的家庭关系会让宝宝的情绪受到强烈的冲击，让宝宝有一种自己不受欢迎的感觉，使宝宝缺乏安全感，缺乏爱的感受，甚至在一定程度上会影响宝宝的个性发展，使宝宝成为爱挑剔、脾气暴躁的人；宝宝还有可能陷入人际交往障碍，变得退缩、自卑、焦虑，对生活缺乏信心，甚至还会影响宝宝长大之后的婚姻观。所以家长一定要在宝宝面前尽量克制。如果实在没有克制住在宝宝面前发生了争吵，一定要马上安抚宝宝的情绪，告诉宝宝争吵不是因他而起，拥抱和亲吻宝宝。还须注意的是一定要在宝宝面前和好，知道你们“没事”了才能缓解孩子的不良情绪。

专家点评

家庭是人生的第一驿站，当一个婴儿呱呱落地降临人世时，首先接触到的生活环境是家庭。在气氛紧张、关系不和谐的家庭里，父母亲常常烦恼不安、性情暴躁，对于还没有独立生活能力、完全依赖父母的婴幼儿来讲，容易情绪紧张，缺乏安全感，出现哭闹不安等现象。因此，婴幼儿的成长离不开家庭、社会、学校的教育，而良好教育环境对婴幼儿健康成长起着非常重要的作用。儿童与父母间有着高度依恋的亲子关系，这种最密切的关系和最浓厚的亲情，使得家庭教育对孩子的发展有着无可比拟和不可取代的影响。这种影响潜移默化，深刻而持久，对婴幼儿的身心发展起着非常重要的作用。

宝宝日常生活记录表

这张表格不但可以详细记录宝宝的身体状况，还可以成为宝宝长大之后的留念，妈妈一定要仔细地帮宝宝记录哦！

日期		星期		气温		室温		湿度		体温	

		时间	数量	有无溢乳	备注		时间	数量	有无溢乳	备注
哺乳情况	1					2				
	3					4				
	5					6				
	7					8				
	9					10				
喂水情况		时间	数量	原因	备注		时间	数量	原因	备注
	1					2				
	3					4				
大便情况		时间	数量	外观	原因		时间	数量	外观	原因
	1					2				
	3					4				
	5					6				
	7					8				
小便情况		时间	数量	颜色	原因		时间	数量	颜色	原因
	1					2				
	3					4				
	5					6				
	7					8				

	次数	时间	原因	次数	时间	原因
脐带消毒情况	1			2		
	3			4		
睡眠状况	次数	起止时间	睡眠状况	次数	起止时间	睡眠状况
	1			2		
	3			4		

洗澡抚触情况	
服用药物情况	
皮肤异常情况	
宝宝其他情况	

妈咪的宝贝日记

各位妈咪，请根据自己的心情随便涂鸦哦！

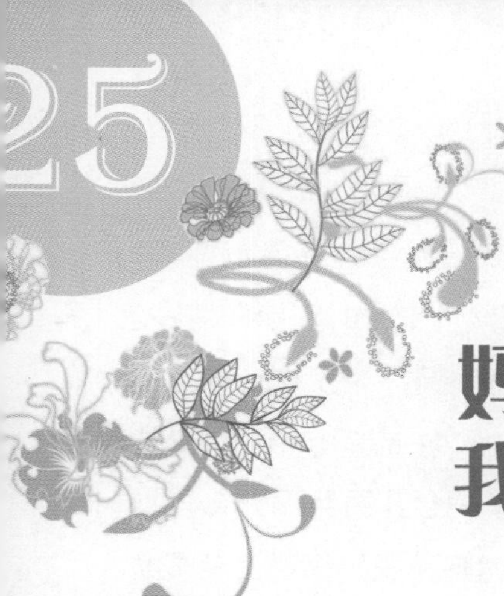

萌宝第25日

妈妈，我很难受，好想吐啊。——宝宝吐奶护理

今日护理重点提示：

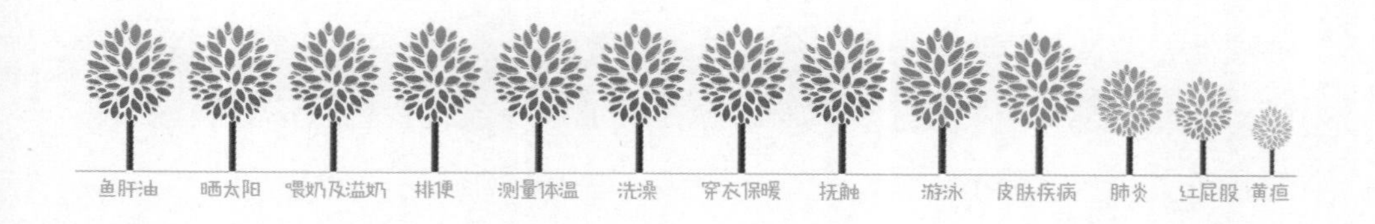

萌宝日记

下了两天雨，今天终于放晴了。早上醒了以后，妈妈拉开窗帘，太阳公公已经在窗户外面等着我了，好几天不见他，还有点想他呢，不得不说阳光明媚心情也会愉快起来。

妈妈的奶量越来越多了，我每次都撑得肚子鼓鼓的，圆圆的，吃饱喝足真是舒服啊。我一放松就又不客气地尿了一大泡。妈妈当时正在跟别人讲电话，手一摸发现我尿了，赶紧帮我整理，可能是电话分心的缘故，妈妈这次速度很快，提着我的小脚丫快把我倒立起来了才把尿布换好。换好以后妈妈继续讲电话。可是，我总觉得哪里不太舒服，感觉肚子里有什么东西往上涌，我想咽下去却咽不下去，有一股力量把它一下子冲了上来，我就大口吐了出来，哎呦，这个感觉可真不舒服，我“哇”地了出来。

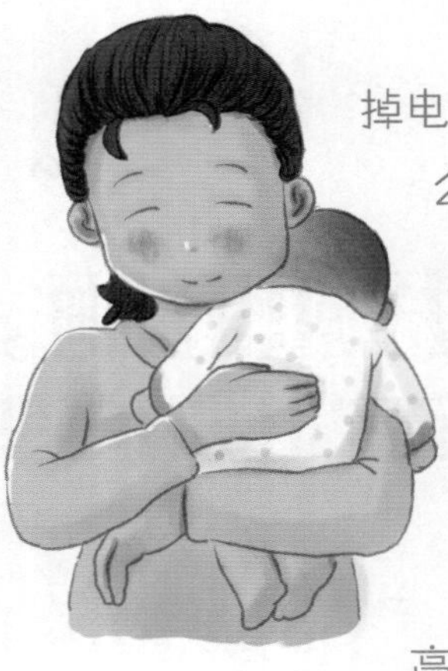

妈妈听到我哭，才发现我吐奶了，吓得她赶紧扔掉电话把我抱起来，并叫时阿姨进来。时阿姨问清楚怎么回事以后，把我接过去横抱着，头侧向一边；等我把奶都吐干净了，又把我竖抱起来，用空心掌轻轻拍了拍我的背部。过了一会儿看我没什么异样，才轻轻把我放在床上。时阿姨跟妈妈说："没事的，新生儿生理性吐奶也很常见，不过下次喂完奶一定记得拍嗝，给宝宝换尿布不要把宝宝的腿抬那么高了，再就是宝宝吐奶时要让宝宝侧一下，平躺容易让宝宝再把奶吸进去，造成呛奶，那就麻烦了。再过一会儿皮皮饿了，你喂喂他，不过量要减少一点，免得造成肠胃负担。"妈妈听了连连点头，我觉得她刚才都有点吓傻了，其实，就是吐的那一会儿我有点不舒服，现在就好多了，一点都不难受。

妈妈一边给我道歉，一边不停地摸着我的手，一脸歉意地看着我，没事的，妈妈，我已经原谅你啦。

时大姐讲故事

除了生理性呕吐，大部分宝宝吐奶都是因为喂养不当引起的。2009年3月份我曾经接了一对龙凤胎宝宝，女孩叫欢欢，男孩叫乐乐。这两个小孩从一出生就表现出了很大的性格差异，欢欢特别沉静，有什么需求也不哭闹，顶多就是哼唧几声；乐乐不管多大点儿事都要扯开嗓子使劲喊，喊得他家哪个角落都能听到。加上他们的奶奶有点重男轻女，总怕孙子饿着了，就不停地给孙子吃，有母乳先让乐乐吃，吃完再给他喝奶粉，每次喝完之后乐乐都要吐奶，吐完之后倒是没有什么不舒服的表现。奶奶一看这次吐出来10毫升，下次一定要补上，喂得更多，结果乐乐吐得也更多。我是在这对龙凤胎出生一个月以后去他们家的，因为他们实在是解决不了乐乐吐奶的问题了。那个时候欢欢每次吃90毫升的奶，乐乐已经吃130毫升了。我一听就知道问题出在过度喂养上，就不再让奶奶给乐乐喂那么多奶了，而是逐渐给乐乐减量，少吃勤喂。调整了一个多月，乐乐的吐奶情况才得以好转。

还有一种导致宝宝吐奶的“罪魁祸首”是妈妈奶水太好。我2012年接的一个宝宝就是这种情况，宝宝的名字叫轩轩。轩轩妈妈的奶水实在太好了，10根乳腺管全通，一吸就往外呲奶。从轩轩喝奶的声音就听出来了，“咕咚咕咚”咽得很快，才吃五分钟就把乳头吐出来了，然后眼睛瞪得大大的，大口喘气，有点难受，我赶紧抱起轩轩来给他拍嗝，每次都能拍出来好大的嗝。这种情况下，“剪刀手”都已经不好使了，必须在给宝宝喂奶前放一下前面的奶，让奶速慢下来再给宝宝喝，降低吐奶的几率。

无论什么原因导致的宝宝吐奶，我们都要学会用正确的方法帮助宝宝进行缓解。我曾经接过一个宝宝，名字叫雪儿。雪儿爸爸的年龄已经不小了，终于有了一个宝贝女儿，对雪儿那是十二分用心。雪儿出生时好像吞咽功能没有发育好，每次喝奶时感觉像喘不上气似的。因为这个原因，雪儿经常吐奶。有一次我下班以后，妈妈给雪儿换尿布的时候轻轻抬了一下雪儿的屁股，雪儿又吐了。爸爸特别着急，一个箭步上前，本能性地把雪儿给举了起来，结果雪儿吐得更严重了。妈妈抓紧给我打电话，我告诉她孩子吐奶千万不能举，要让孩子侧起来用空心掌慢慢拍她的背才行。爸爸这才知道怎样应对雪儿的吐奶。

还有一个孩子，名字叫皮卡丘，很可爱的小男孩。皮卡丘第一个月没有找我护理，可能家里人觉得自己护理没问题吧，结果皮卡丘经常吐奶，家里人实在看护不了了，还是找了我。我去了之后做的第一件事情就是让皮卡丘的姥爷给他用棉垫做了个30度的小斜坡，每次皮卡丘喝完奶拍完嗝就往那个小斜坡上一躺，注意不能只把头放在斜坡上，肩背部也要放在斜坡上；以前皮卡丘一顿吃60毫升，我就给改成30毫升，睡觉前吃90毫升，我就给改成60毫升，也就是勤吃少喂。这样过了半个多月，皮卡丘也基本不吐奶了。

时大姐实战护理法

吐奶是新生儿常见的生理现象，与新生儿消化道结构和生理特点有关。新生儿的胃呈水平状横位，与食道相接的口是贲门，新生儿贲门口括约肌发育不完善；下口叫幽门，幽门比较狭窄，入口松出口紧，因此乳汁容易发生反流引起吐奶，呛入气管就造成呛奶。

大多数宝宝在出生三周以后开始出现吐奶现象，主要原因是宝宝这个时候睡眠时间开始减少，醒着的时间较多，而且活动力度加大，有时候还会“使劲”，就有可能引发吐奶。有的宝宝舌苔较厚，不舒服，宝宝就会经常动自己的舌头，也容易引发吐奶。

一、预防吐奶的方法

1. 母乳喂养

（1）注意喂奶姿势。要附合“三贴合”原则，即“胸贴胸，腹贴腹，鼻尖对准乳头”，这样宝宝一抬头就可以吃到奶，食道是伸直的。

（2）如果妈妈奶水太充足可以适当地把前奶放放。

（3）可以在宝宝背部顶上毛巾、小褥子等东西，让宝宝侧卧位吃奶。

2. 人工喂养

（1）人工喂养在选择奶嘴时，奶嘴一定不要开口太大，要用新生儿专用的，用双S的或者S的孔，这样能控制它的流量。还有就是喂奶的姿势，不管是母乳喂养还是人工喂养，含接姿势一定要正确，人工喂养的时候，奶嘴里一定要充满了奶液，不要让宝宝吸进去大量空气。

（2）奶的温度也要注意，母乳喂养的，奶温可能不到37℃；奶粉喂养的可能稍微高一点，但是不能超过40℃。

（3）给宝宝喂完奶后，一定要拍嗝，待宝宝打完嗝后，再侧卧位放下，如果宝宝在喝奶前哭过也要拍嗝。

二、吐奶后呛奶的护理方法

新生儿呛奶后，如果呼吸道不通畅，憋气，面色红紫，哭不出声，此时应立即指导产妇将新生儿面朝下俯卧于产妇腿上，产妇取坐位。然后用一手抱新生儿，另一手空心掌叩击新生儿背部，以促使新生儿将呛入的乳汁咳出。

为保持新生儿呼吸道平直、通畅，新生儿的体位要取头低脚高位，以利于呛入的乳汁流出。

紧急处理时应该等待新生儿哭出声来，憋气情况明显缓解，才能告一段落。

如果呛奶情况紧急，以上处理无效，则应该一边处理一边紧急安排车辆送医，在途中也要继续以上紧急处理操作，决不能一味被动等待医生处理，贻误时机。

阳光小贴士

1.宝宝吐奶前，面部一般没有痛苦表情，吐奶后，面部也没有任何异常，这就是生理性溢乳。有的宝宝虽然吐奶，但身体健康，大小便正常，就不必着急，一般在宝宝3个月后，会自然好转。

2.一旦孩子吐奶以后，一定要注意清洁，注意耳道是否有奶渍，奶如果流到了宝宝耳朵里，一定要及时地清理出来，以防引起外耳炎；还有脖颈部，因为宝宝的脖子本来就比较短，皮肤又比较嫩，奶是比较有营养的，如果不及时清理，就会滋生细菌。

3.吐奶千万不要竖着抱，更不能举起来。

4.控制给宝宝喂奶的数量，吐奶宝宝要少吃勤喂。

专家点评

有些婴儿在吃完奶后，变动体位或刚躺下，往往会吐奶，这种情况在医学上称为溢奶，是一种生理现象。这是因为婴儿的胃成水平状，宝宝的胃部和喉部还未发育成熟，一变动体位，使胃无法保持水平位置，就会发生溢奶现象。防止吐奶的最好办法就是在喂奶后把孩子竖着抱起来，轻轻拍打后背。溢奶这种现象在婴儿长到六个月以后，就自然会好些。

宝宝日常生活记录表

这张表格不但可以详细记录宝宝的身体状况，还可以成为宝宝长大之后的留念，妈妈一定要仔细地帮宝宝记录哦！

日期		星期		气温		室温		湿度		体温
哺乳情况		时间	数量	有无溢乳	备注		时间	数量	有无溢乳	备注
	1					2				
	3					4				
	5					6				
	7					8				
	9					10				
喂水情况		时间	数量	原因	备注		时间	数量	原因	备注
	1					2				
	3					4				
大便情况		时间	数量	外观	原因		时间	数量	外观	原因
	1					2				
	3					4				
	5					6				
	7					8				
小便情况		时间	数量	颜色	原因		时间	数量	颜色	原因
	1					2				
	3					4				
	5					6				
	7					8				
脐带消毒情况	次数	时间		原因		次数	时间		原因	
	1					2				
	3					4				
睡眠状况	次数	起止时间		睡眠状况		次数	起止时间		睡眠状况	
	1					2				
	3					4				
洗澡抚触情况										
服用药物情况										
皮肤异常情况										
宝宝其他情况										

妈咪的宝贝日记

各位妈咪，请根据自己的心情随便涂鸦哦！

萌宝第26日

我的嘴巴很舒服，放心吧！
——宝宝疾病护理

今日护理重点提示：

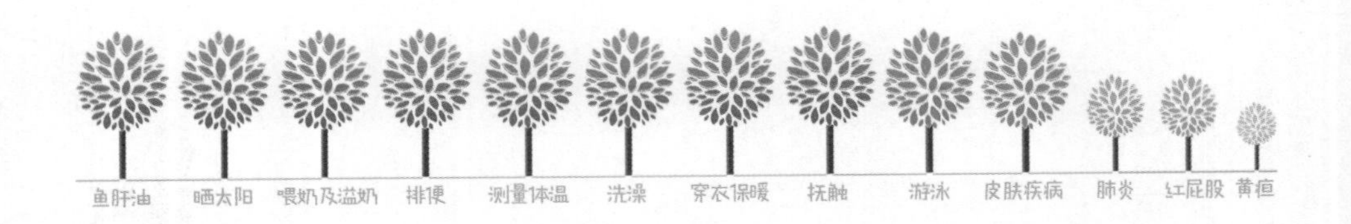

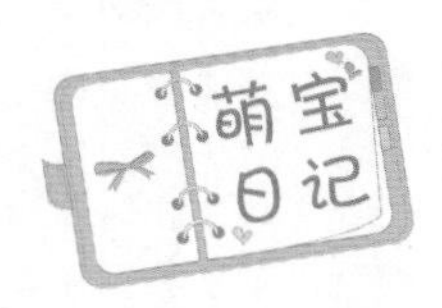

今天早上时阿姨一来，奶奶就拉着时阿姨的手来到我床边问她："小时，你快帮我看看，我昨天晚上看到皮皮的嘴巴里有些白东西，看不太清，你看看是不是鹅口疮。"

怪不得昨天晚上奶奶非要让我张开嘴呢，我不想张，奶奶就老想扒开看看，我还听到她给她的朋友打电话，问人家我嘴里的白东西是怎么回事。我没觉得自己嘴里有什么异常啊，就懒得理她，吃完奶就睡觉去了。

时阿姨听了奶奶的话赶紧看我的口腔，奈何我就是不张嘴，时阿姨就让妈妈上场，说是要给我喂奶。我一看可以喝奶了立马把嘴张开了，时阿姨就看清楚了。她安慰奶奶："阿姨，你放心，不是鹅口疮，是有些小白点，我怀疑可能是马牙，鹅口疮是雪花状的，马牙是小点点的，所以皮皮长的肯定不是鹅口疮，咱消毒工作做得那么彻底怎么会感染鹅口疮呢。阿姨，您就放心吧，”“马牙？那我们要不要给皮皮用针挑一下或者用纱布擦破它？”奶奶又问。啊？用针？擦破？我听了这几个挺吓人的词心情立马就紧张了，我嘴里没觉得有什么异常啊，又不疼不痒的，为什么要对我“严刑拷打”？我心想。

所幸，时阿姨又一次拯救了我，“阿姨，马牙是正常的生理现象，不是疾病，也不影响孩子吃奶和乳牙发育，过几个月就会自动脱落了，不需要干涉它。你看，皮皮一点都不受影响，不是吗？”时阿姨已经照顾了我快一个月的时间了，把我照顾得非常好，奶奶和妈妈越来越信任她，所以时阿姨这么说了以后，奶奶就放心了，也不再强迫我张开嘴给她看，当然也没有用上那些“酷刑”。

时大姐讲故事

前面我们说过，新生儿入口的东西一定要保证卫生。妈妈擦乳房的毛巾和孩子的奶瓶、奶嘴每天至少都要消毒一次。这些物品大家一般都会按时消毒，但是有些物品却容易被“忽略”，它所造成的后果就是孩子有可能长“鹅口疮”。

2013年我接了一个叫寒寒的宝宝得了鹅口疮，由于寒寒是早产，我上一个合同没有结束，去寒寒家里的时候寒寒已经出生25天了。家里人已经发现寒寒这两天嘴巴好像不舒服，寒寒还有一个哥哥叫牛牛，当时也是我护理的，所以家里人对我还是比较信任的，就让我去看看怎么回事。我进去一看，屋里确实收拾得非常整洁干净，奶瓶、奶嘴也都消毒好了放在那里。我就去厨房检查，检查到消毒锅的时候我就知道谁是“罪魁祸首”了。寒寒的姥姥当时跟我一起进的厨房，她一看到消毒锅就忍不住说：“哎呦，消毒锅怎么这么脏啊。”寒寒的消毒锅锅底已经结了一层厚厚的黄黄的东西，我倒了半瓶醋都没有彻底泡干净，不用说，就是消毒锅的事。这样，虽然毛巾、奶瓶、奶嘴看似每天都消毒了，事实上全是细菌。找到原因之后我就开始护理寒寒，寒寒每次喝完奶以后我都让她喝点清水，用医用棉签给她擦洗一下，然后用医院里配置的制霉菌素剂给她涂抹。大约四五天以后，寒寒的鹅口疮就好了，好了以后我又按照上述方法继续护理了两三天，把细菌全部杀死，寒寒的嘴巴就没有那么“不得劲”了。

还有一些孩子一出生就患上比较严重的疾病，需要家长付出更多的耐心和爱心去护理。我在2012年的时候接了一个叫子天的小男孩，子天刚出生我就赶到了医院。一开始子天没有表现出什么不同，但是出生五六个小时以后开始出现异常。他开始吐出一些绿色液体，肚子鼓得大大的，也不排便，全家都不知道怎么回事，马上请来了医生。医生会诊之后确定子天患了肠梗阻，也就是先天性胆管闭锁。子天就这样被转到了小儿科，被安排第二天做手术，手术以后医生要求子天两三天不能进食，躺在温箱里面打各种针，营养针、消炎针、脂肪乳等等，子天哭闹的时候就只能给他安抚奶嘴安抚他一下。子天的父母情绪崩溃，尤其是妈妈，看着孩子在温箱里受苦却什么都做不了，精神备受折磨。每天我都陪着子天打针，仔细观察子天的情况，比如有没有鼓针，宝宝的血管太细了，脂肪乳又比较稠，非常容易鼓针。还要仔细观察子天的大便情况，什么颜色、什么形状等等。大便正常三天以后开始给子天进水。进水无异常了开始给子天喝稀一点的奶粉，这种奶粉也是医院指定的特殊配方的奶粉，因为这个时候宝宝肠胃功能非常弱，还不能喝普通的奶粉。在给子天喂食奶粉的时候还要观察他的大便，大便正常四五天以后，所喂的奶粉逐步转换成正常浓度，一次5毫升的量往上累加。住院到子天出生15天时，医生建议我们出院，因为子天头上已经没有地方再可以扎针了，医生就建议我们回家试试。结果在家呆了两天，子天开始吐一些褐色的分泌物，大便也是褐色的。我们又抓紧带着子天回到了医院，医生给子天开了病危通知书，妈妈一听就晕了过去，好在，经过抢救以后，子天的生命保住了。我在这里提醒大家，先天性胆管闭锁这种疾病在妈妈怀孕八个多月时就可以通过B超检查出来，建议各位准妈妈提前做好检查，这样孩子出生后也可以在第一时间得到有效的治疗。

斜颈宝宝在我所接触的孩子中比例算是比较高的，几乎每一年都能接到一个，只不过症状有轻有重，一般来说发现得越早，治疗得越及时，好得越快。笑笑就是一个非常典型的斜颈宝宝，是我2013年接的。当时笑笑的妈妈还没生我就去医院了，笑笑出生后护士先抱去给打了预防针，观察完了才给我们，是我把笑笑抱回病房的，在路上我就发现笑笑不太对劲儿，左脸明显往里凹，右脸往外凸，左边额头小，右边额头大。抱回病房把笑笑躺平了以后我就给她做例行的身体检查，从耳根顺着胸锁乳突肌往下摸，发现两边不对称，而且明显比正常宝宝发厚、发硬，我就马上把情况告诉了爸爸，爸爸就给护士站反映了情况。儿科医生来了，一摸就说是斜颈，让我们抱着笑笑到理疗科推拿去，也就是说笑笑出生三个多小时就推拿了，所以后期笑笑的恢复情况就比较好。

时大姐实战护理法

一、眼眵过多的成因及护理

泪囊炎和结膜炎都容易造成宝宝眼眵过多，但是家长要注意辨别，分病症对宝宝进行护理。宝宝患结膜炎时，一般眼睑发红，内外眼角发红、白眼球也发红，这种发红不同于宝宝顺产时那种内出血。宝宝患结膜炎最好就医，医生一般会给宝宝推荐适合宝宝使用的眼药水，按照医嘱给宝宝滴入即可。

宝宝患泪囊炎时，可采用物理方法给宝宝按摩，具体方法是：在食指指肚位置抹一点点润肤油（宝宝抚触油即可），由鼻腔位置往眼角位置按摩，用力均匀，按摩到宝宝内眼角泪腺管处，大约按摩十次，然后轻轻向斜下方按压宝宝内眼角泪腺管处（左眼向右下方按压，右眼向左下方按压），按压两三次，把眼眵推出来，然后用棉签轻轻擦掉；另外一只眼睛换一根棉签。不管是泪囊炎还是结膜炎，都要注意宝宝和护理者的卫生，尤其是眼部和手部卫生。

二、鼻塞喷嚏的成因及护理

婴儿鼻塞、喷嚏、流涕多是由于鼻腔狭窄，发育不完善，鼻黏膜血管丰富敏感，免疫力较差造成的。此类情况可用热敷法，将温度适宜的毛巾敷至婴儿鼻翼周围，一日热敷两到三次，勤喂婴儿清水；还可用姜末缝制两个小药囊，用微波炉加热后，冷却至适宜温度，固定在宝宝涌泉穴处，一周后如无明显好转，可去医院检查诊治。少数婴儿在更换尿布过程中出现喷嚏症状，是由于换尿布受凉所致，此时需要快速更换后，喂食温水或母乳，片刻即恢复正常。

三、鹅口疮的成因及护理

鹅口疮多由白色念珠菌感染所致，特征表现为：口腔炎症或颊腭及口腔黏膜形成乳白色绒状斑膜，呈雪花状，无法擦除。主要原因是宝宝入口用品消毒不彻底引起的，也有可能是因为使用抗生素或营养不良、使用激素等原因。

护理方法为：将奶瓶奶嘴彻底消毒清洗，产妇喂养时洗净双手，注意清洁乳头，勤洗澡更衣，修剪指甲，必要时饭后用制菌霉素涂抹，每日3 ~ 4次，直至痊愈后，再巩固几天。

四、斜颈的成因及治疗

1. 斜颈成因

（1）婴儿在子宫内压力异常或胎位不正。

（2）难产或使用产钳是引起肌性斜颈的成因，例如臀位生产。

2. 检查斜颈方法

（1）婴儿出生后，面部歪向一侧，扶正后，再次侧歪。

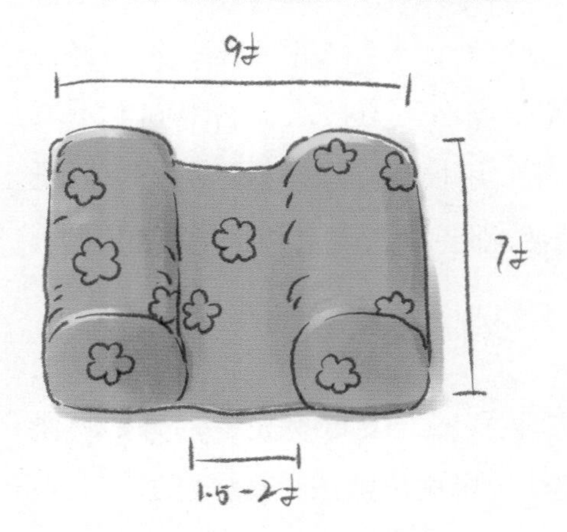

（2）颈部肿块，婴儿出生两周内可触摸感觉肿块存在。

（3）面部不对称，左右侧脸明显不对称。

当发现上述情况时，送至医院由专业医师诊断指导后，给婴儿进行按摩，每次10 ~ 15分钟为宜。面部不对称的婴儿使其向较小面部的一侧睡眠，或尽量仰卧，哺乳后半小时内仰卧，必须有专人看护，避免呛奶。

可制作斜颈婴儿专用枕头，具体为：长9寸，宽7寸，中间部分预留1.5 ~ 2寸凹陷位置，具体参照婴儿头部大小，枕头两侧填充小米，婴儿头部放置正中刚好为宜。

五、髋关节脱臼的成因及护理

如发现婴儿下肢不活动，被动伸直时出现哭闹，将婴儿翻身后，可见双侧大腿后内侧纹不对称，考虑宝宝髋关节脱臼。

护理方法为：前三个月使婴儿保持O型腿睡法，多做腿部运动（双手握住婴儿膝盖轻划半圈），成人抱起婴儿时，胸对胸，腹对腹，婴儿趴于成人身上，将腿尽量分开，类似骑马，重复进行一个月，婴儿则会明显好转。

六、喉鸣

症状为：宝宝在吃奶的时候喘不上气，口周发青，嗓子“呼噜呼噜”的。喉鸣宝宝吃奶的时候一定要让宝宝侧着吃奶，不管是吃母乳还是吃奶粉，宝宝就不会出现喉鸣的声音以及呛奶。

专家点评

新生儿由于免疫力差，易患各种疾病，比如发热、婴儿湿疹、婴儿腹泻、婴儿红臀、腹泻、呼吸道感染等。临床护理要切记婴幼儿的体质特点。以腹泻为例，腹泻可由细菌或病毒感染、饮食不当、气候突变、营养不良、呼吸道感染等多种因素引起。对这种情况，首先，家长要给宝宝补充足够的水分，以防脱水；还要适当减少喂食次数和每餐的摄入量，以减轻宝宝的胃肠负担，忌牛奶、甜食、豆制品等。时大姐的护理非常专业，希望新生儿父母们多加借鉴。

宝宝日常生活记录表

这张表格不但可以详细记录宝宝的身体状况，还可以成为宝宝长大之后的留念，妈妈一定要仔细地帮宝宝记录哦！

日期		星期		气温		室温		湿度		体温	

哺乳情况		时间	数量	有无溢乳	备注		时间	数量	有无溢乳	备注
	1					2				
	3					4				
	5					6				
	7					8				
	9					10				
喂水情况		时间	数量	原因	备注		时间	数量	原因	备注
	1					2				
	3					4				
大便情况		时间	数量	外观	原因		时间	数量	外观	原因
	1					2				
	3					4				
	5					6				
	7					8				
小便情况		时间	数量	颜色	原因		时间	数量	颜色	原因
	1					2				
	3					4				
	5					6				
	7					8				
脐带消毒情况	次数	时间		原因		次数	时间		原因	
	1					2				
	3					4				
睡眠状况	次数	起止时间		睡眠状况		次数	起止时间		睡眠状况	
	1					2				
	3					4				
洗澡抚触情况										
服用药物情况										
皮肤异常情况										
宝宝其他情况										

妈咪的宝贝日记

各位妈咪，请根据自己的心情随便涂鸦哦！

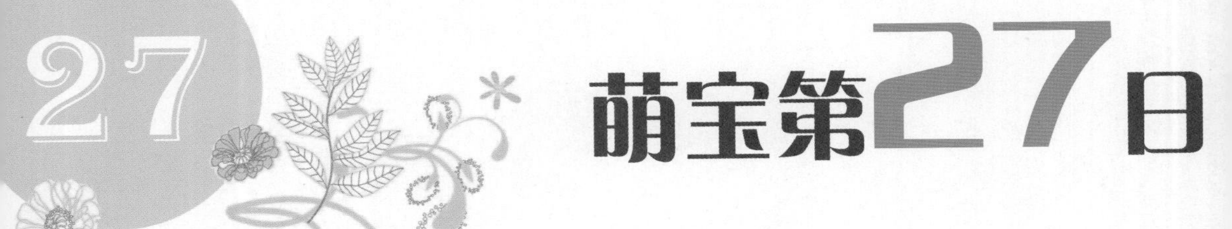

萌宝第27日

是不是想来一个哭声翻译机？
——宝宝哭闹护理

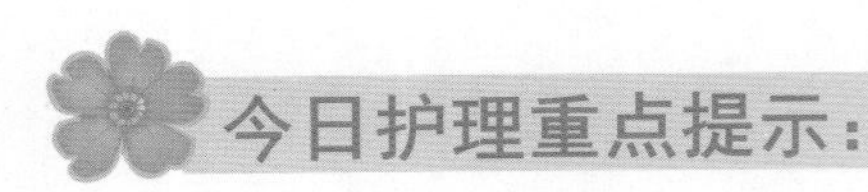

今日护理重点提示：

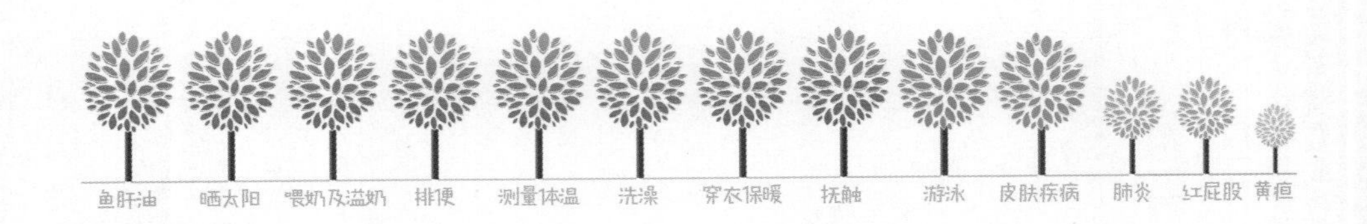

萌宝日记

据时阿姨说，我在她带的宝宝当中算是比较好带的，虽然月子生活里不乏小插曲，但是总体来说没有发生什么“大事”，而且我比较乖，从来不会无缘无故地哭闹。

哈哈，我确实很乖，那是因为我生长在一个有爱的家庭里面，我能感觉到，爸爸妈妈、爷爷奶奶、姥姥姥爷包括时阿姨都非常爱我，我充满安全感，怎么会无缘无故哭闹呢？

不过，什么话都别说得太早，今天我就哭了。什么原因呢？说起来小朋友们可不要笑话我。妈妈有两件漂亮的哺乳睡衣，一件是粉红色带小熊的，一件是淡蓝色爱心的。昨天妈妈刚把那件小熊的换下来换上了蓝色爱心的，可是抱我的时候一不小心被我尿了，妈妈只好又换了一件普通的衣服。我非常不喜欢这件衣服，以前妈妈给我喂奶的时候都是温柔地看着我，但是自从换上这件衣服，妈妈一喂奶就把衣服掀上去蒙住了头，我看不到妈妈的脸了，我不喜欢，我就不吃奶了开始哭闹。妈妈跟时阿姨被我搞得莫名其妙。她们到处找原因，看我是不是拉了尿了，有没有东西缠住我了，身上有没有长小疹子等等，结

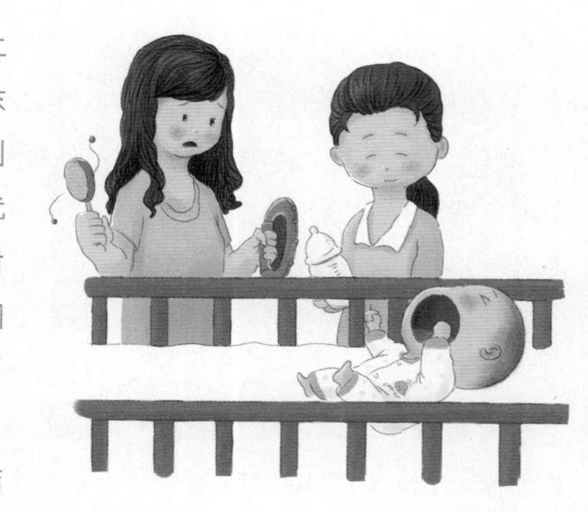

果发现都不是；妈妈把衣服放下来我就不哭了，她一掀上去我就又开始哭。一来二去我没吃到奶，妈妈也被搞得筋疲力尽，不过时阿姨好像看明白了。

"皮皮妈妈，不大对啊，怎么你一喂奶皮皮就哭呢？以前他可是最喜欢喝奶的，你今天最大的变化就是换了件衣服，不是哺乳睡衣，喂奶要把衣服掀上去，皮皮是不是不喜欢啊。"妈妈听了觉得有道理，就把她的脸给露出来了。我看到妈妈的脸以后立马不哭了，大口大口喝奶。妈妈一下就笑了，她刮了一下我的小鼻子说："原来皮皮是想看到妈妈的脸啊，这点小愿望妈妈坚决满足你，哈哈。"

时大姐讲故事

我们前面说过，妈妈的心情对孩子有极大的影响，心情不好孩子就没有安全感，表现就是特别爱哭闹。航航是我2007年接的一个小男孩，我对航航印象特别深，因为他是我接的宝宝当中最爱哭闹的。航航妈妈在怀孕期间经常和爸爸吵架，已经在离婚的边缘了，妈妈在怀着航航的时候就经常说："早知道我还不如把孩子做了。"这种情况航航的情绪怎能不受影响？航航出生以后爸爸和妈妈收敛了一点，但还是经常吵闹。航航出生以后就非常爱哭，一离开妈妈就哭，就连喝完奶给他拍个嗝他

都几乎能哭得背过气儿去，更别说那些洗澡、抚触什么的了。我只好让他躺在妈妈身边给他擦擦身体，他边喝奶边给他做点简单的抚触。有时间我就跟航航的爸爸和妈妈聊天：“航航的种种反应都代表他极度缺乏安全感，我就没见过这么爱哭闹的孩子。你们自己想想是什么原因，无论多么不情愿，孩子已经生下来了，要让你们两个人的恩怨去连累一个无辜的孩子吗？看到孩子这么可怜，你们做父母的就不心疼吗？”爸爸妈妈听了默不出声，不过我感觉到他们两个都在改变，争吵的次数越来越少，也经常跟航航说话沟通。慢慢地，航航就没有那么抵触外人，一开始抱起他来，他的两个小手抱在胸前不愿放开，后来也慢慢放开了；洗澡一开始哭闹，后来也逐渐不哭了。所以对这种宝宝来说，治愈的最好良药还是爸爸妈妈。

还有一些宝宝会选择哭闹的时间，一般都是下午五六点的时候，俗称“黄昏焦虑症”。我刚开始做月嫂时接了一个叫闹闹的宝宝。这个宝宝一开始还好，到了20天左右，据妈妈反映，我离开他家没多久闹闹就“闹”上了，妈妈就极力建议我改成晚班。我也很奇怪啊，闹闹白天挺乖的啊，为啥一到五六点就开始哭闹，而且一直要哭闹到十点左右。我就决定留下来看看，到下午六点了，姥爷下班回来了，先去逗外孙，逗了20分钟去卫生间洗澡去了，还边洗澡边听着录音机；六点半姥姥回来了，也是先去逗外孙，逗完之后打开抽油烟机去厨房“乒乒乓乓”做饭；七点钟，爸爸回来了，也是先去逗闹闹，逗了一会儿就去看电视了，电视里说学逗唱好不热闹。果然，这闹闹从六点开始不高兴，哼哼唧唧哭了起来，越哭越厉害，一直哭到十点大家都准备休息了，各种声音也“休息”了。我就明白了，

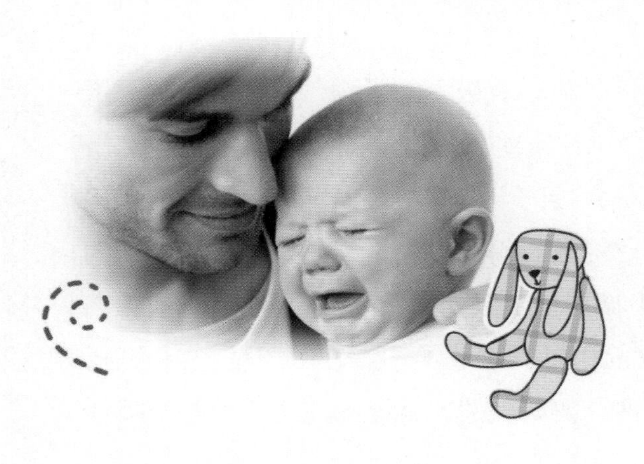

平时我、妈妈和闹闹在家，家里的环境相对来说比较安静，可一到傍晚，全家都回来了，嘈杂的声音此起彼伏，闹闹不适应这种声音，就用哭声来反抗，而且姥姥姥爷和爸爸也不管闹闹困不困都去逗他，他想睡又睡不着当然不高兴了。我做月嫂的这些年发现确实很多孩子都有“黄昏焦虑症”，不过原因不一，有家里人多声音太吵闹导致宝宝不高兴的，也有我走之后爸爸没下班妈妈心情不好导致孩子焦虑的，还有的宝宝熟悉了月嫂等照看者，月嫂走后不适应的。总之，家长们要细心观察，才能治好宝宝的“黄昏焦虑症”。

宝宝爱哭闹，还有一种生理性的原因，就是先天性缺钙。我去年带了一个叫花朵的女宝宝，花朵的妈妈孕期就严重缺钙，听妈妈说她怀孕的时候晚上睡觉抽筋特别厉害，有时一晚上能抽四五次。花朵一出生缺钙的表现就比较明显了，首先，她有点小鸡胸；其次，她的前囟门特别大，一直延伸到额头，都快到眉心了，这也是缺钙的表现；另一个表现就是她特别爱哭闹，睡觉也睡不实，特别容易惊醒，出汗也特别多，躺着睡基本不行，需要抱着而且要搂得紧一点她才能睡着。一般孩子在出生15天才需要补充鱼肝油，两个月以后再补钙；但是这个孩子医生让我们在第10天就给她补充鱼肝油，20天就补钙了。补了鱼肝油和钙之后，花朵的情况开始有所好转，不过效果不是特别明显，一直到她快两个月了才能跟正常宝宝一样睡觉，也不那么爱哭闹了。鱼肝油和钙要根据孩子的情况进行补充，家长们可以带孩子去医院做体检，让医生来决定何时补以及补充的剂量。

时大姐实战护理法

一、新生儿肢体语言的含义

1. 我很舒服

宝宝睡醒了，吃奶后，尿布不湿的情况下会表现出很安静的样子，眼睛专注地左边看看右边瞧瞧，手臂常会不自主地轻轻舞动。

2. 我呆腻了

宝宝安静5~15分钟左右（不同宝宝时间可能不尽相同）开始不耐烦地手舞足蹈并发出“啊……啊……”的喊人声音，意思是我在这呆腻了怎么没人来陪陪我抱抱我呀。这时如果把他抱起来，宝宝立刻表现为满足安静的状态，或者换个地方躺下，当他被新的物件如摇铃所吸引时，就会又回到安静的状态了。

3. 我想大便

宝宝清醒时尤其是刚吃过奶不久，眼睛直视一处不动，手脚也停止挥舞，有时伴有噘嘴的表情。这是宝宝正在小便或者酝酿大便的信号，不久就会听到“嗯嗯”用力的声音。

4. 我很高兴

新生儿在睡梦中常出现微笑甚至能笑出声的现象，这是宝宝无意识的微笑，是大脑皮层发育很浅的表现。如果在宝宝清醒时逗他，并用夸张的语调跟他说话时，宝宝不眨眼地看着我们，这时如果有微笑的表情，则是有意义的，说明此时宝宝很愉悦。

5. 我害怕

在给新生儿打开包被换洗衣服或洗澡的时候,宝宝常会全身抖动，四肢张开呈拥抱状，双手握拳，同时伴有“啊……啊……”的哭声，这是神经发育未完善的表现。这时把宝宝双手放在胸前摇一摇就会好转。如果洗澡时宝宝哭闹无法进行，可让宝宝先趴下洗后背，趴下后多数宝宝哭声会立刻停止。

6. 条件反射

新生儿浅睡眠时会出现双手突然上举的情况，这是拥抱反射，也是神经系统未发育完善的表现，3个月以后会逐渐消失。

7. 我在伸懒腰

20天以后的宝宝不管醒着睡着总是“嗯嗯”地使劲，尤其是刚刚睡着或者快要睡醒的时候，有时憋得满脸通红。这是宝宝在伸懒腰，是活动筋骨的一种运动，想通过这种运动促进血液循环让自己快速生长。

8. 我睡姿不舒服

宝宝躺在那里哼唧，头不停地动，可帮他调整一下睡姿。

9. 一边吃奶一边哼哼一边手舞足蹈

（1）奶水太急太冲吞咽不及，胃里吸进了空气不舒服。

（2）吃奶会使肠胃蠕动增强，有屁或大便，等排出来了就好了。

（3）妈妈奶水太少，宝宝没有吃饱不耐烦了。

（4）宝宝困了。

（5）宝宝热了，所以吃奶时要给宝宝包裹得少一些。

二、新生儿哭闹的含义

1. 我饿了

宝宝哭声不急不缓有节奏，用手轻触嘴角会出现觅乳反应，宝宝会迅速转向手指一侧并张开嘴作吮吸状，这是饿的信号。

2. 我困了

哭声烦躁手臂乱挥舞，有时会抓耳挠腮左右摇头，是困了的表现。此时不要再逗他，应哄他入睡。有时会不哭不闹眼睛睁得很大，但眼睛会盯住某处不动，停止手脚活动，此时也不要再逗他，过两三分钟宝宝就会闭上眼睛睡着了。

3. 我拉了尿了

表现为间断地哭，同时踢蹬双腿，一打开尿布就不哭了。

4. 我好热

哭声响亮，四肢舞动，皮肤潮红。

5. 我肚子疼

突然大哭，哭声尖锐，仔细检查后无其他异常，或许是肠痉挛引起肚子疼。原因很多：一是由于新生儿肠蠕动不规律，吃奶时吸进过多空气或大哭后吃奶所致；二是由于缺钙所引起的短暂性肠痉挛，这时可用温暖的双手给宝宝捂捂肚子，可做定点揉，不要大范围揉。一般三个月以后会好转。

6. 我没睡好

睡觉时突然大哭，检查尿布没湿，哄一会儿哭声停止了，再一摸尿布湿了。这是宝宝睡得正香被自己的尿给憋醒了，因为他还不能很好地分清睡梦中和现实的区别，所以哭声很急，这时可以唤唤他的名字，等他完全清醒后哭声就会停止了。

专家点评

小儿夜哭的原因很多，除了没有喂饱外，在生活上护理不妥也可导致婴儿夜哭。例如，尿布湿了；室内空气太闷；小孩衣服穿多出汗；衣服裹得太紧等。现在，大多是独生子女，往往因过于宠爱而养成要抱着睡的习惯，一旦放在床上也要哭。当然，遇孩子生病，或因未及时换尿布造成臀部发炎，孩子疼痛，更会哭闹得厉害。总之，要找出原因，才能针对情况来解决问题。切勿每当孩子哭就以为是肚子饿了，用吃奶的办法来解决。这样极易造成消化不良，久之，会造成大便秘结或腹泻不止，最终导致孩子胃肠功能紊乱，引起腹部不适，更会哭闹不停。

宝宝日常生活记录表

这张表格不但可以详细记录宝宝的身体状况，还可以成为宝宝长大之后的留念哦，妈妈一定要仔细地帮宝宝进行记录哦！

日期		星期		气温		室温		湿度		体温
哺乳情况		时间	数量	有无溢乳	备注		时间	数量	有无溢乳	备注
	1					2				
	3					4				
	5					6				
	7					8				
	9					10				
喂水情况		时间	数量	原因	备注		时间	数量	原因	备注
	1					2				
	3					4				
大便情况		时间	数量	外观	原因		时间	数量	外观	原因
	1					2				
	3					4				
	5					6				
	7					8				
小便情况		时间	数量	颜色	原因		时间	数量	颜色	原因
	1					2				
	3					4				
	5					6				
	7					8				
脐带消毒情况	次数	时间		原因		次数	时间		原因	
	1					2				
	3					4				
睡眠状况	次数	起止时间		睡眠状况		次数	起止时间		睡眠状况	
	1					2				
	3					4				
洗澡抚触情况										
服用药物情况										
皮肤异常情况										
宝宝其他情况										

妈咪的宝贝日记

各位妈咪，请根据自己的心情随便涂鸦哦！

萌宝第28日

时阿姨要走了吗？
——宝宝成长注意事项汇总

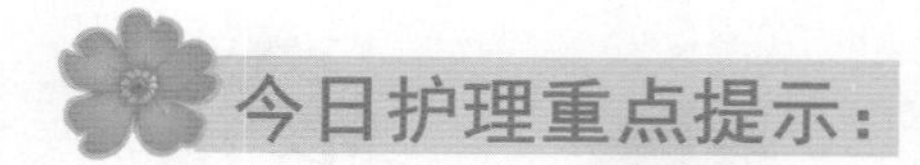

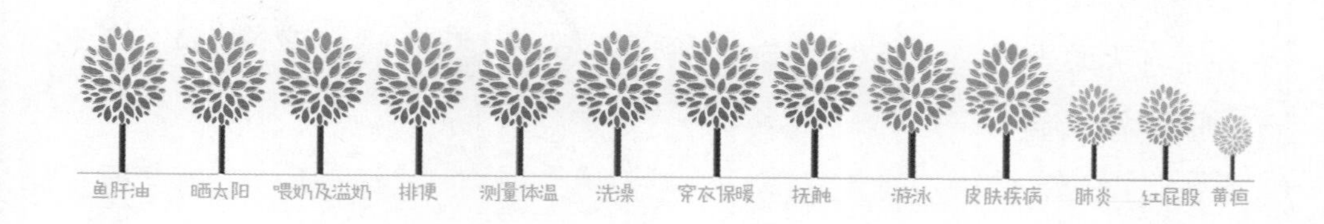

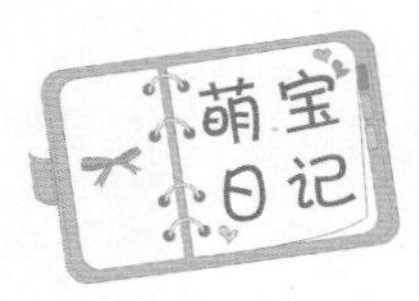

转眼间，我已经来到这个世界上28天了。今天时阿姨跟我说，从医学上来讲28天以内的婴儿叫做新生儿，从明天开始我已经不是新生儿了，感觉我好像一下子长大了，到了人生的新阶段。

不过，时阿姨也难过地跟我说，再过两天也就是我满30天的时候，时阿姨就要离开我们家了。我听了心里特别难过，这一个月以来我和时阿姨之间已经建立了一种非常亲密的关系，时阿姨每天都陪伴着我，帮我喝奶，帮我换尿布，给我唱歌，跟我玩儿游戏，给我洗澡，给我抚触，我们每天都呆在一起。我已经习惯了每天早上睁开眼睛时阿姨就在我身边的感觉，不管我在干什么，只要时阿姨在我身边，我就觉得安心很多。现在时阿姨要走了，我顿时觉得我的世界里空落落的，好像缺了一大块儿似的。时阿姨看出我不高兴了，就开始安慰我："皮皮，我知道你有点难过，因为从你出生的第一天时阿姨就一直在你身边陪伴着你，很多高兴的事、难过的事我们都一起面对，时阿姨非常非常喜欢你。可是，还有很多比皮皮更小的小宝宝需要时阿姨去照顾，皮皮现在已经长大了，妈妈也逐渐学会怎样照顾你了，让时阿姨到更需要阿姨的地方去，好吗？"我在心里难过地点了点头。

怪不得这几天时阿姨在教妈妈好多事情，以前她做的事情现在都逐渐让妈妈去做，她在旁边帮助妈妈，告诉妈妈有了问题怎么解决。妈妈一开始笨手笨脚的，给我洗澡连给我翻身都不会，我被她折磨得头都快大了，不停地哭闹，我一哭闹妈妈更紧张，给我洗得更不舒服。时阿姨就在旁边耐心地教妈妈，今天妈妈给我洗得已经好多了。

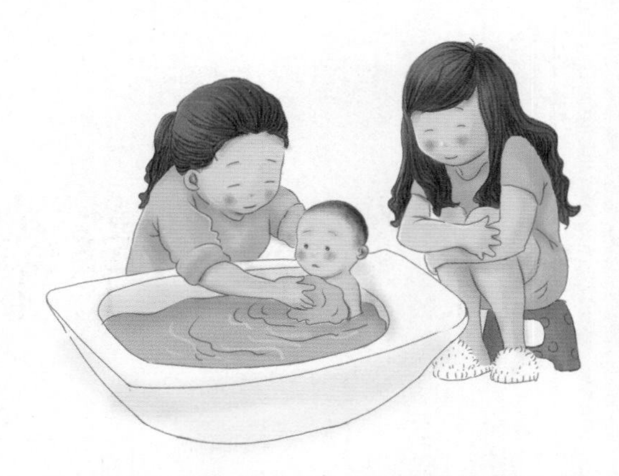

除了一些日常护理我的事情以外，时阿姨还嘱咐了妈妈很多其他的事情，都是在我成长过程中需要特别注意的问题，妈妈边听边用个小本都记了下来。我也听不懂那些都是什么，不过看起来非常有用。时阿姨对我照顾得真很用心，我真的非常舍不得她。

时大姐讲故事

离开麦兜家之前我给麦兜妈妈和奶奶嘱咐过给宝宝添加辅食的一些注意事项，尤其提到过一点就是一开始给孩子吃东西得"吊着吃"，意思就是让孩子尝一尝就可以了。奶奶在旁边拼命点头，奶奶说，麦兜爸爸小的时候她给他吃蛋黄，麦兜爸爸特别爱吃，吃了一个还要，奶奶看他还想吃就没忍住又给了他一个，结果后来麦兜的爸爸就被“伤着”了，再也不吃鸡蛋了。所以奶奶说这次给孙子添加辅食一定要注意量，循序渐进地来，妈妈也非常同意。

还有一个宝宝，也是添加辅食导致了过敏。每个宝宝体质不一样，对不同食物的适应程度不一样，家长一定要细心观察。玉婷的妈妈在玉婷六个月时给玉婷添加了蛋黄，玉婷的下巴上开始长湿疹。因为妈妈每天给玉婷添加的辅食并不一样，所以妈妈一开始没有注意，心里还总是奇怪玉婷怎么老是反反复复起湿疹。有一天上午玉婷的脸还是干干净净的，中午吃了蛋黄以后睡了个午觉，妈妈就发现玉婷的下巴上都是湿疹了。回忆一下玉婷的午饭，妈妈就明白了，就给玉婷停了蛋黄。果然，玉婷再也没有长湿疹。一直到玉婷一岁左右，妈妈才再次给玉婷添加了蛋黄，这次玉婷就没事了。所以在添加辅食的过程中父母一定要密切注意孩子的变化。

时大姐实战护理法

一、宝宝身体健康注意要点

● 孩子出了满月以后，运动能力有所增强，虽然不会爬行，但是有可能会更换位置，没有人陪伴孩子的时候一定要把宝宝放在安全的地方。

● 宝宝出满月后吐奶现象有可能会更加严重，无需过多担心，可按照吐奶后的护理方法护理，一般到三个月左右就不会再吐了。

● 不要忘记继续给孩子做感知觉能力训练。

● 出了月子可以带宝宝去户外晒晒太阳。

● 咨询医生孩子出满月以后鱼肝油和钙是否仍需要补充，以及补充的剂量。

二、宝宝早教注意要点

● 家庭关系直接影响宝宝成长，大人要尽量给孩子营造一个和谐的环境，不管有什么样的家庭矛盾，大人要学会克制自己的情绪，尽量不要影响到孩子。

● 不要让孩子太早接触电子产品，例如为了让孩子安静一会儿就把手机或者电脑扔给孩子玩是不可取的。

● 最好的爱就是陪伴，爸爸妈妈要尽量多抽时间陪伴孩子。

● 可以爱孩子，但不能溺爱孩子，教会孩子正确的价值观。

三、宝宝辅食添加注意要点

● 科学合理地给宝宝添加辅食，纯母乳喂养建议在宝宝六个月时开始添加；混合喂养和人工喂养四个月时开始添加。

● 注意辅食添加的原则：由少到多、由细到粗、由素到荤、由稀到稠。

● 先给宝宝喂大人觉得口感不太好或者没什么味道的食物，再给宝宝喂有味道的食物，保护孩子的味觉。

● 前两个月是辅食的尝试期，浅尝几口即可，无论孩子表现出多么想吃都不要喂太多给孩子，以免增加孩子的肾脏负担。

● 注意添加的有些食物有可能引起宝宝过敏或腹泻，一定要注意观察。

四、被动操的方法。

1. 做操前的准备

（1）室温。28℃左右，最低不低于26℃。

（2）卫生及安全。洗净双手，保持双手温暖，摘掉手上饰物，脱掉新生儿外衣。

（3）音乐。节奏可以稍快一点。

（4）做操之前可以给孩子做简单按摩，帮助孩子放松。

2. 做操步骤

（1）扩胸运动。握住宝宝双手，令双臂屈曲于胸前，然后双臂打开，平伸于身体双侧。

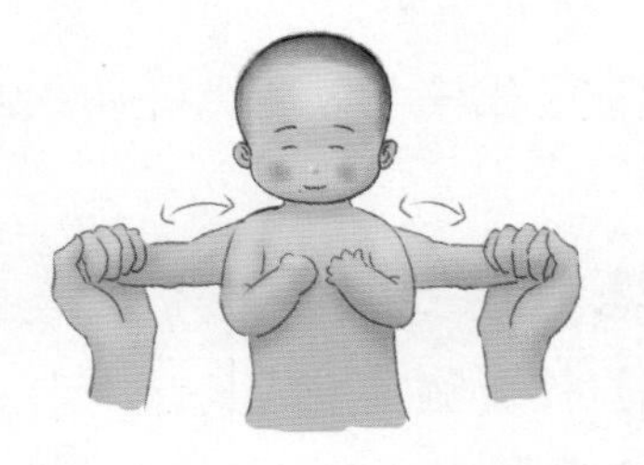

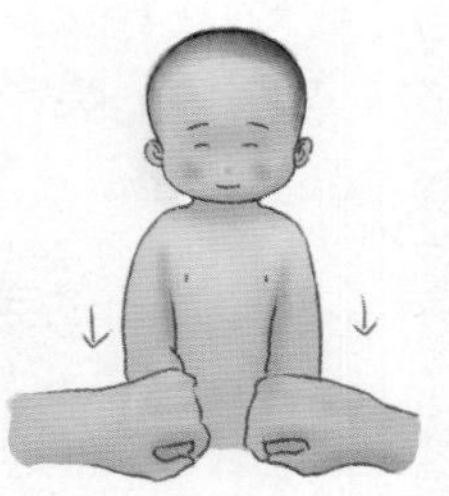

扩胸运动

（2）肘部运动。让宝宝抓住大拇指，其他四指按住宝宝前臂，然后将宝宝前臂屈向后臂。

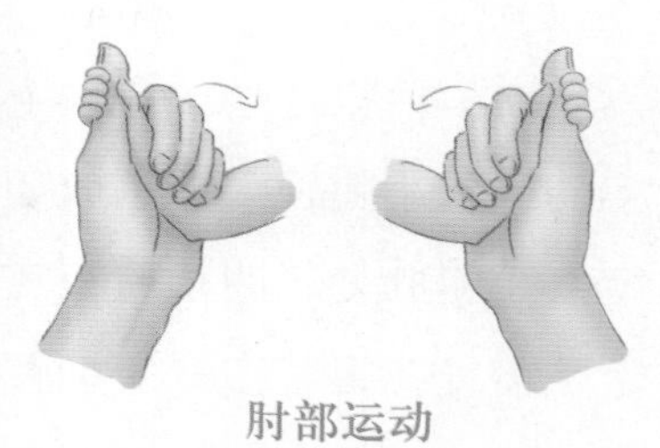
肘部运动

（3）肩部运动。一手按住宝宝一边的手臂，另一手握住宝宝另一只手，以肩部为中心旋转，然后换另一只胳膊。

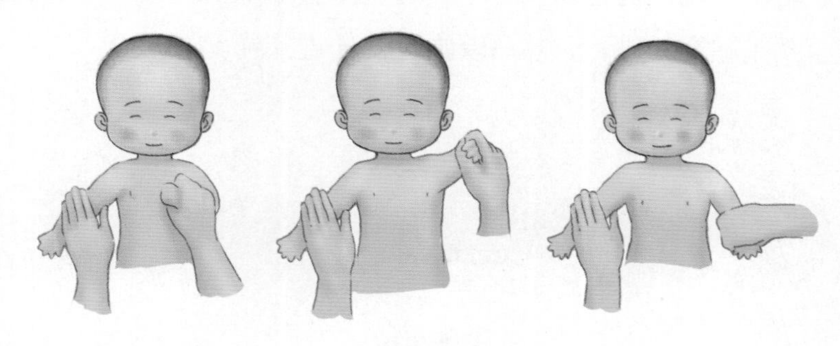
肩部运动

（4）上体运动。握住宝宝双手，打开宝宝手臂，然后将宝宝手臂在宝宝胸前举起呈平行状，然后将宝宝双手举至头两侧，双臂慢慢放下至身体两侧。

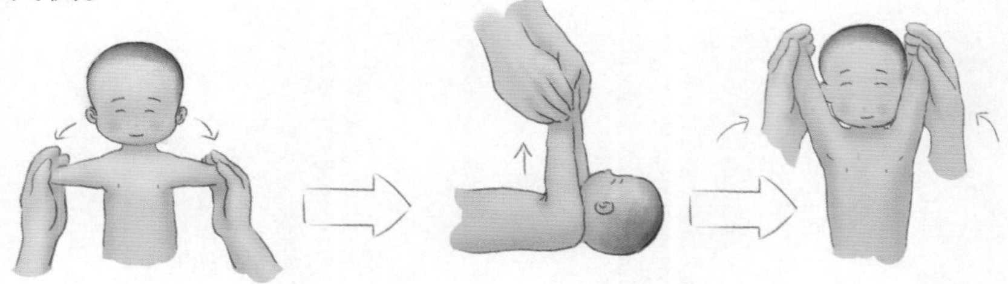
上体运动

（5）转手腕。一只手握住宝宝的前臂，另一手握住宝宝的手掌，沿顺时针方向慢慢转动掌心，再沿逆时针方向缓缓转动，两手交替进行。

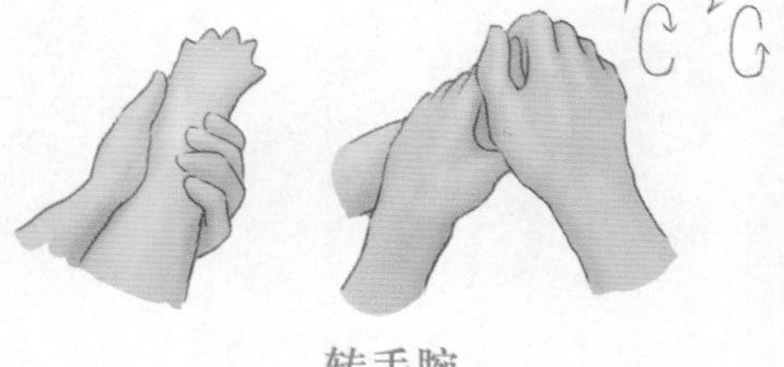
转手腕

（6）抬腿运动。握住宝宝的一双小腿，大拇指放在宝宝小腿肚处，四指放在宝宝膝盖处，将宝宝双腿伸直举至与身体呈60～90度，然后慢慢放下。

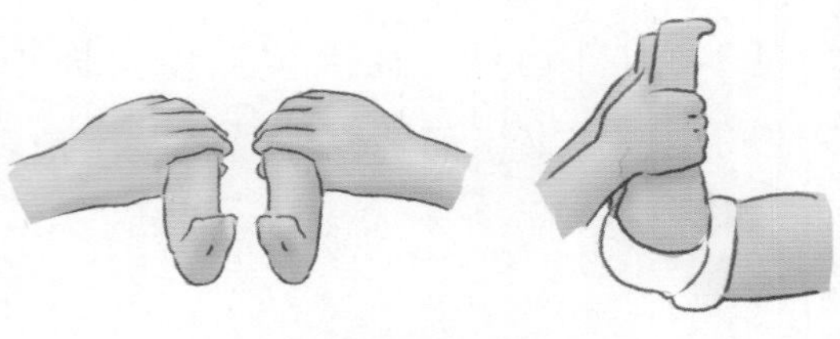

抬腿运动

（7）屈腿运动。握住宝宝的一双小腿，令双腿膝关节上抬，并屈曲成90度，两条腿交替进行，然后双腿慢慢伸直并拢。

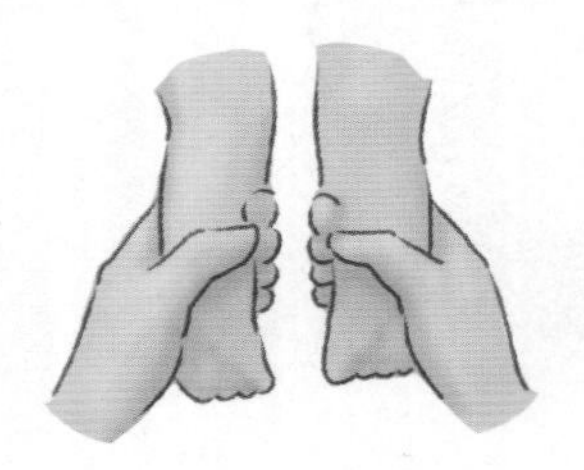
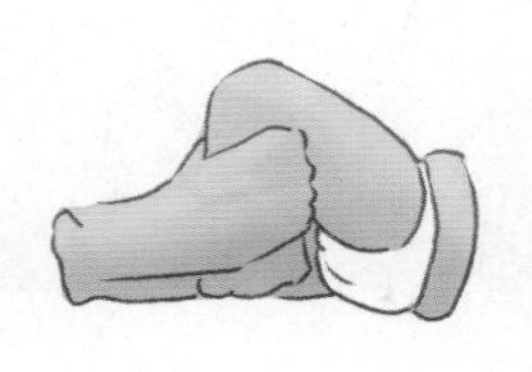
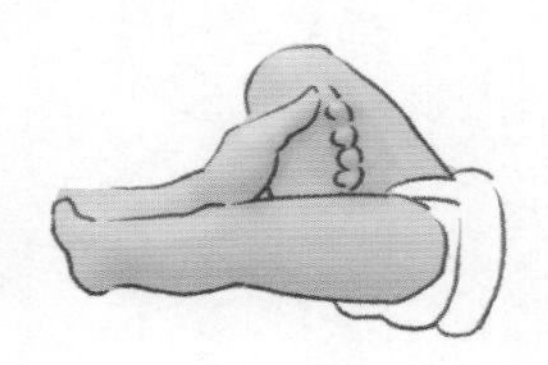

屈腿运动

（8）转脚腕。一只手握住宝宝的一侧小腿，另一只手握住宝宝的脚心，按上下左右四个方向从脚尖处向脚背按压，两只脚交替进行。

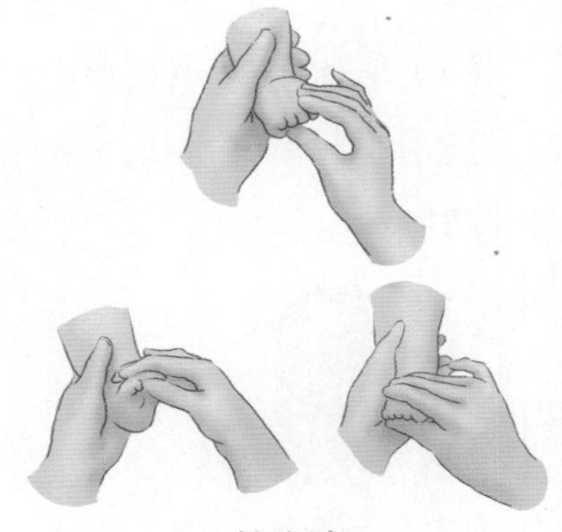

转脚腕

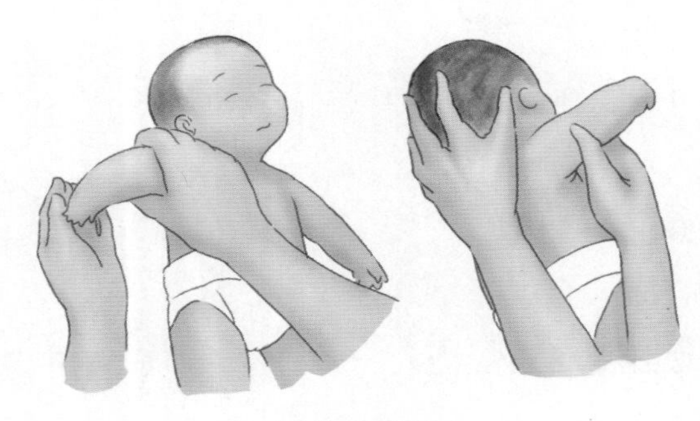

侧转体翻身

（9）侧转体翻身。一手握住宝宝两只小手，另一手放在宝宝肩背部，同时稍用力推，帮助宝宝翻身。

3. 做操后的护理

替宝宝换上干净尿布，穿上外衣。

4. 注意事项

（1）做操时居室要保持安静，光线要柔和，还可以为新生儿播放一段优美的音乐。

（2）手法一定要轻柔和缓，并始终微笑着注视新生儿眼睛，把爱传递给宝宝。

（3）每个动作重复四遍（刚开始做每个动作可以先做两遍），做操全过程不宜超过15分钟，每天做一到两次即可。

（4）避免宝宝在过饱或过饥状态进行，最好选择喂奶后半个小时到一个小时进行。

（5）一旦宝宝哭闹，不愿意继续，应立即停止。

（6）宝宝满42天后才可以给宝宝做被动操。

专家点评

婴儿操是促进宝宝身心发展的好方法。婴儿操可以加强婴儿的循环及呼吸机能，使他们的骨骼和肌肉得到锻炼，还能增强食欲和肌体的抵抗力，促进动作发展，使婴儿灵活性增强，心情愉快。研究证明，小婴儿做操，对他们的体力和智力的发展均有促进作用。宝宝操的实战护理时大姐讲得已经非常全面，做操前的各项准备也都很到位，如进行中小儿过于紧张，烦躁，可暂时缓做，待小儿安静时再完成；遇有疾病时可暂停做婴儿操；每次做完操家长要抱抱宝宝以示鼓励。

宝宝日常生活记录表

这张表格不但可以详细记录宝宝的身体状况，还可以成为宝宝长大之后的留念，妈妈一定要仔细地帮宝宝记录哦！

日期		星期		气温		室温		湿度		体温
哺乳情况		时间	数量	有无溢乳	备注		时间	数量	有无溢乳	备注
	1					2				
	3					4				
	5					6				
	7					8				
	9					10				
喂水情况		时间	数量	原因	备注		时间	数量	原因	备注
	1					2				
	3					4				
大便情况		时间	数量	外观	原因		时间	数量	外观	原因
	1					2				
	3					4				
	5					6				
	7					8				
小便情况		时间	数量	颜色	原因		时间	数量	颜色	原因
	1					2				
	3					4				
	5					6				
	7					8				
脐带消毒情况	次数	时间	原因			次数	时间	原因		
	1					2				
	3					4				
睡眠状况	次数	起止时间	睡眠状况			次数	起止时间	睡眠状况		
	1					2				
	3					4				
洗澡抚触情况										
服用药物情况										
皮肤异常情况										
宝宝其他情况										

妈咪的宝贝日记

各位妈咪，请根据自己的心情随便涂鸦哦！

萌宝第29日

满月照？理发？好吧！
——宝宝拍满月照和理发

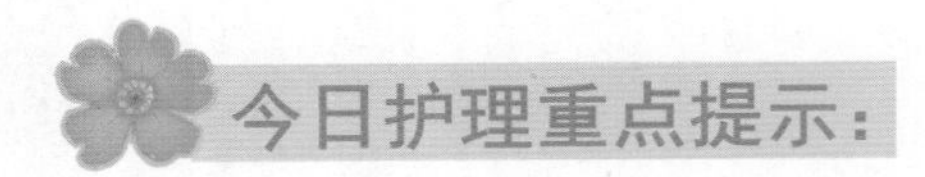

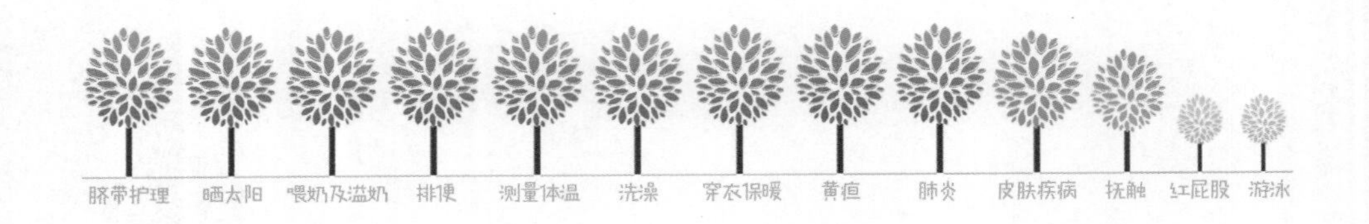

萌宝日记

今天早上，妈妈翻箱倒柜找出来两件很可爱的衣服，一件是小青蛙的，一件是小兔子的。妈妈跟我说："皮皮，你知道吗？你马上就满月了，严格地说，你今天已经不是新生儿，而是小婴儿了。本来妈妈想等你满30天再给你拍满月照和理发，不过妈妈明天还要带你去接种疫苗，所以，我们今天拍吧，好吗？"看着我疑惑地看着她，妈妈继续跟我解释："皮皮，你的头发太长了，现在又是夏天，妈妈怕你头上长痱子，所以会给你理一下头发，不会理得很短，你的胎发妈妈给你做成胎毛笔好吗？可有纪念价值了。至于拍照，你放心，你不用摆什么姿势，妈妈连衣服都给你准备好了，到时你就听妈妈的就行了。"虽然我还是不太明白，但看妈妈的样子似乎很兴奋，应该还是不错的吧。

过了一会儿，家里真的来了两个阿姨，妈妈就给我穿上了小青蛙套装，帮我摆出几个姿势，一个阿姨拿出相机咔嚓咔嚓地帮我拍，妈妈和爸爸

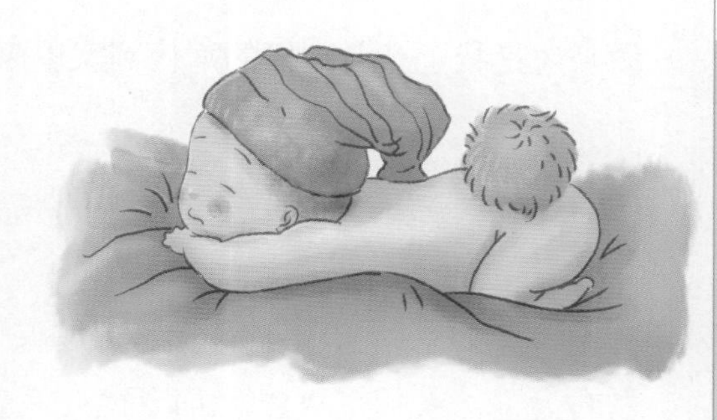

也穿着跟我很像的衣服跑过来跟我一起拍照，三只青蛙，哈哈，真可爱。换下青蛙装，妈妈又给我换上了小白兔的衣服，又让我躺，又让我侧，还让我趴，一会儿抱起来，一会儿放床上，哎呀，我都有点累了。时阿姨说："皮皮妈妈，你看皮皮好像累了，照也拍得差不多了，要不开始理发吧。"妈妈说好的。另一个阿姨就拿出了一个小机器，据妈妈说叫做"电动理发器"，时阿姨把我抱起来对那个阿姨说："不要给皮皮理得太短了，会伤害毛囊的，我们留个三毫米吧。"妈妈说："好。"那个阿姨就用"电动理发器"在我头上左推推、右推推，一小会儿功夫就好了，果然清爽了好多啊。

原来这就是拍满月照和理发啊，还真是挺累的。妈妈一边喂奶一边跟我说："皮皮，是不是有点累，不过这可是你满月的留念哦，等你长大了一看，我满月的时候长这个样子啊，你想，多有意思。"我想了想，确实挺有意思的，想着想着我就睡着了。

时大姐讲故事

很多家庭都买了全自动的婴儿理发器，但是家长们都没有实际操作过，建议还是先练练手，要不然"遭殃"的有可能是宝宝。沛沛本来是一个小帅哥，头发长得比较好，到了满月眼看着不剪不行了，爸爸说："不用请专门的师傅来了，我买了个全自动的理发器，我给沛沛理就行了。"我和妈妈一看爸爸那么自信就同意了。我抱着沛沛，爸爸开始动手，没想到那个小机器看似很简单，不知怎么回事一到爸爸手里就有点不听使唤，推着推着居然动不了了。沛沛不知是不是疼得哇哇大哭，爸爸急出来一身汗，好不容易才把理发器从沛沛头上弄下来，再也不敢给沛沛理了，后来还是找了专业理发的师傅到家里来理的。

时大姐实战护理法

1. 满月照

（1）如果给宝宝拍满月照，建议让摄影师上门拍摄，选择上午九点左右为宜，衣服有两套就可以了。

（2）如果宝宝觉得累，理发和拍照可以安排在两天。

（3）拍照时尽量让宝宝躺着、趴着，不建议宝宝坐着。

（4）拍完照尽量给宝宝洗洗澡。因为拍照时宝宝所穿的衣服可能藏有细菌。

2. 理发

（1）科学的理发时间应该是宝宝出生三个月以后，这样才不会伤害宝宝的毛囊，但是如果宝宝出生在夏天而且毛发旺盛，不足三个月时也可以理发，只是注意不要完全剃光，要留出两三毫米。

（2）给宝宝理发，一定要挑选宝宝吃饱喝足之后，睡着也可以。理发的时候最好由一位看护者抱着，然后由理发人员给他理发。

（3）给宝宝理发的理发器一定要消毒，就算理发器是别人带来的，也要用酒精消毒。

（4）如果给宝宝理发，千万不要用刀刃刮宝宝的头皮，这样会伤害宝宝的毛囊。

专家点评

现在越来越多的爸爸妈妈喜欢用照片记录孩子的点滴成长，但是拍照时要考虑到宝宝的劳累程度，避免宝宝哭闹。再就是宝宝第一次理发，理发师的理发技艺和理发工具尤为重要。妈妈们一定要注意选择理发师，应了解理发师是否有经验，并通过健康检查，要使用婴儿专用理发工具，并且理发前已进行严格消毒。

宝宝日常生活记录表

这张表格不但可以详细记录宝宝的身体状况，还可以成为宝宝长大之后的留念，妈妈一定要仔细地帮宝宝记录哦！

日期		星期		气温		室温		湿度		体温
哺乳情况		时间	数量	有无溢乳	备注		时间	数量	有无溢乳	备注
	1					2				
	3					4				
	5					6				
	7					8				
	9					10				
喂水情况		时间	数量	原因	备注		时间	数量	原因	备注
	1					2				
	3					4				
大便情况		时间	数量	外观	原因		时间	数量	外观	原因
	1					2				
	3					4				
	5					6				
	7					8				
小便情况		时间	数量	颜色	原因		时间	数量	颜色	原因
	1					2				
	3					4				
	5					6				
	7					8				
脐带消毒情况	次数	时间		原因		次数	时间		原因	
	1					2				
	3					4				
睡眠状况	次数	起止时间		睡眠状况		次数	起止时间		睡眠状况	
	1					2				
	3					4				
洗澡抚触情况										
服用药物情况										
皮肤异常情况										
宝宝其他情况										

第1日
第2日
第3日
第4日
第5日
第6日
第7日
第8日
第9日
第10日
第11日
第12日
第13日
第14日
第15日
第16日
第17日
第18日
第19日
第20日
第21日
第22日
第23日
第24日
第25日
第26日
第27日
第28日
第29日
第30日

妈咪的宝贝日记

各位妈咪，请根据自己的心情随便涂鸦哦！

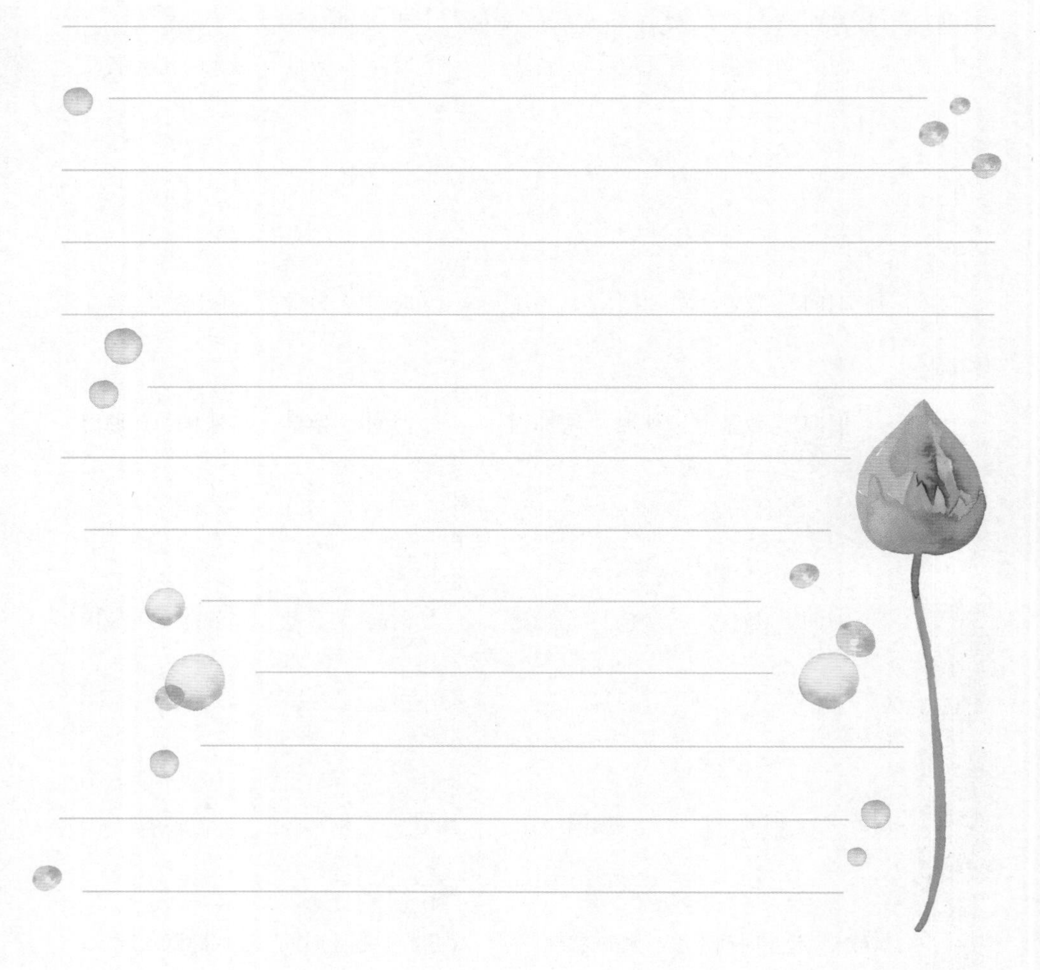

萌宝第30日

打针？我害怕！
——宝宝接种疫苗

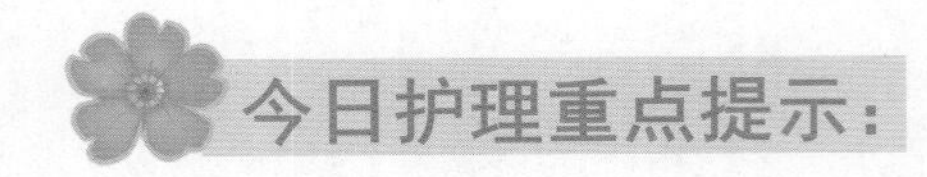

今日护理重点提示：

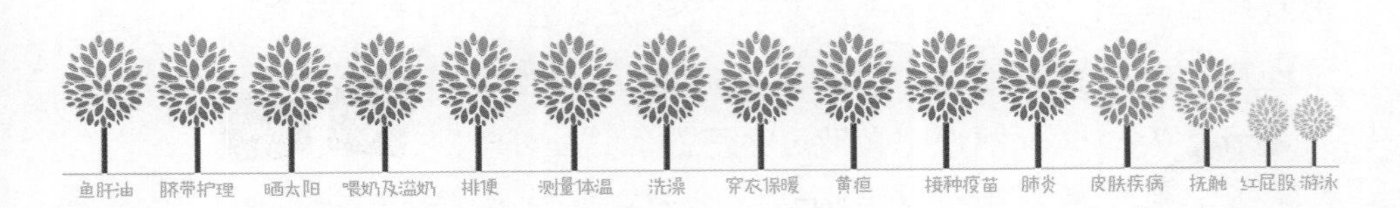

萌宝日记

今天下午，我睡醒以后，时阿姨坐到我的床边跟我说："皮皮，明天阿姨就要走了，阿姨是来跟你告别的。"虽然几天前时阿姨跟我说过她要走的事情，但是我还是有点不想接受再也看不到时阿姨这个事实，我好难过。时阿姨看出了我的心思："皮皮，不要难过，你现在都已经满月了，不再是新生儿了，要坚强哦。"

"明天虽然我不在，但是皮皮要去做一件'大事'哦，还记不记得刚出生的时候你曾经接种过疫苗，我想你可能忘记了，明天你就满30天了，要去接种新的疫苗了。"疫苗？疫苗是个什么东西？"我正疑惑着。"疫苗就是一种生物制剂，你可能听不懂，不过你接种了以后就有免疫力了，就不会得一些疾病了，总之，对你是有好处的。""既然有好处，那我就去吧。"我心想。"不过，接种疫苗的时候会有点疼，皮皮很勇敢，不会害怕的对不对？"还有点疼啊？说的我都不想去了。"放心，就疼一小下，马上就过去了。"时阿姨又安慰我。

时阿姨又转头跟妈妈说："皮皮妈妈，明天你带皮皮去接种疫苗，我把流程大体跟你说一下，你好心里有个准备。去了医院要先给皮皮建个档

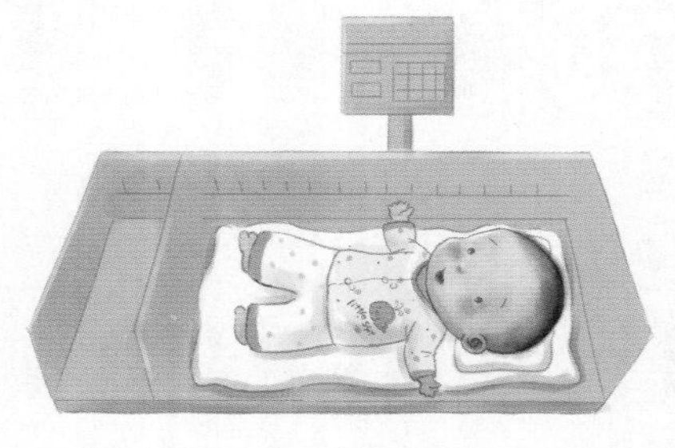

案，护士会问一些宝宝的情况，你根据皮皮的情况回答她就行了；接着护士会给皮皮安排简单的查体，测测皮皮的身高、体重、头围什么的，还会听听宝宝的心肺情况；然后会查查皮皮的黄疸是否已经完全消退，黄疸不褪是不能接种疫苗的；所有指数都达标以后医生就会安排护士给皮皮接种疫苗；接种完以后先不要着急走，在医院观察半小时看宝宝一切正常再回家；回家以后宝宝可能会有一些'异常'表现，只要不是很严重就不需要太担心，过几天就会好的。"妈妈边听边点头："谢谢时姐。""虽然我合同结束，但是你和皮皮有任何情况处理不了还是可以给我打电话，我一定尽力帮助你们。"

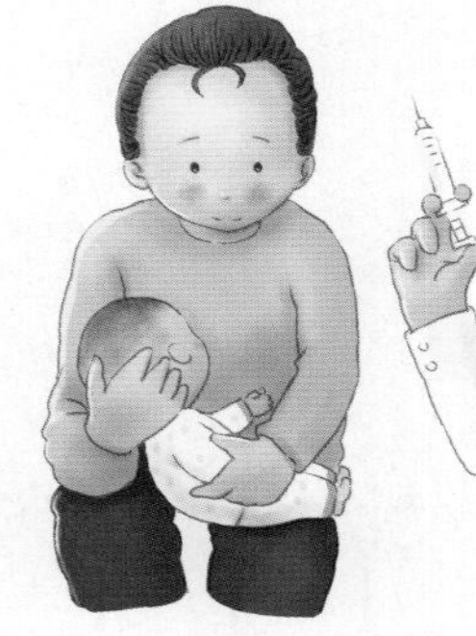

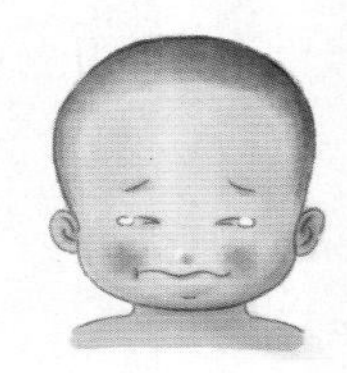

时阿姨说完又转过头来跟我说："皮皮，再见了，阿姨以后会来看你的，记得阿姨哦。"说完时阿姨就跟往常一样微笑着走了，不过这次她可能短时间都不会回来了，不得不说，分离的滋味儿真是不怎么样。

时大姐讲故事

大部分宝宝除了刚出生时接种过卡介苗，整个月子期间都没有打过针，所以带宝宝去接种之前一定要和宝宝做好沟通工作，让宝宝知道接种是什么感觉，以免引起宝宝的惊吓反应。

2009年我接过一个叫莞尔的宝宝，我在莞尔28天的时候合同到期离开了她家。到30天的时候我给莞尔的妈妈打电话问莞尔接种的情况。莞尔妈妈说，那天她在家发汗没有跟莞尔一起去打针，是莞尔的奶奶带莞尔去的，但是事先没有给莞尔做任何思想工作，可能觉得这么小的孩子说了也不懂，结果莞尔去了以后对那个嘈杂的环境表现得很抗拒，小眼睛瞪得大大的，总是哭闹；打完疫苗以后哭闹得尤其严重，一直哭到回家；回家之后也总是睡不踏实，睡着睡着忽然就大哭起来，就像大人做了噩梦一样。我听后对莞尔妈妈说不要以为孩子小不懂，要跟孩子好好解释一下，孩子才知道发生了什么。

宝宝接种以后反应各不一样，有的宝宝可以说毫无反应，有的宝宝会哭闹，有的宝宝体温会有变化，家长要注意密切观察。我在2012年接的宝宝小鱼儿接种完疫苗以后体温就开始升高，到了38℃以上，但是没有超过38.5℃。我知道这是接种疫苗的"正常"反应，所以只给小鱼儿做了物理降温，头上给他贴上退热贴，用三分之一的酒精兑上三分之二的温水擦拭他的脖颈部、腋下、腹股沟等部位。过了三天，小鱼儿就"退烧"了。还有的宝宝注射疫苗以后局部可能出现红肿，可以用一个煮熟的鸡蛋在不太烫的时候给他滚一滚，一般两三天就会下去。

时大姐实战护理法

一、接种疫苗的准备工作

1. 时间

宝宝满月后一定要进行疫苗接种，接种必须要在宝宝满30天以后，不能提前，但是出现以下情况可以拖后：

（1）黄疸未退。

（2）体温不正常。

（3）宝宝长有湿疹，且比较严重。

（4）宝宝有腹泻、感冒等症状。

（5）宝宝服过药物停药未满一周。

（6）宝宝有其他异常，请咨询医生意见后考虑是否接种。

2. 带好宝宝的预防接种证书

3. 给宝宝做好心理工作

（1）为什么要打针。例如："宝宝，今天我们要去接种疫苗了，因为接种疫苗可以帮宝宝提高免疫力，这样宝宝就可以少得病啦。"

（2）打针的感受。例如："宝宝，接种疫苗的时候阿姨会在你胳膊上

第1日 第2日 第3日 第4日 第5日 第6日 第7日 第8日 第9日 第10日 第11日 第12日 第13日 第14日 第15日 第16日 第17日 第18日 第19日 第20日 第21日 第22日 第23日 第24日 第25日 第26日 第27日 第28日 第29日 第30日

打一针，打的时候会有点疼，但是很快就不疼了。”不要欺骗宝宝说：“宝宝，打针一点也不疼。”

二、接种过程

1. 查体

（1）为宝宝建档案。

（2）查体。如身高、体重、头围、体温、口腔、心肺情况等等。

（3）黄疸测试。

2. 接种

（1）接种的时候一定要把宝宝抱紧，免得因为宝宝挣扎过度造成意外。

（2）观察。接种疫苗后一般要观察半小时。

阳光小贴士

●洗澡。根据医嘱有可能会48小时或72小时不能洗澡以防止局部感染。

●宝宝打完针以后有可能会出现“异常”，主要表现为嗜睡或者哭闹，要多安抚宝宝的情绪，多给孩子喝水，尽量不要外出，多观察孩子体温；还有的孩子打针后有可能出现腹泻，如不是很严重可以不去管它。

●纯母乳喂养的妈妈饮食上需要注意，宝宝接种三天以内妈妈不要进食海鲜、辛辣食品。

专家点评

婴儿初生时，体内往往还有来自妈妈的各种抵御疾病的抗体，尤其母乳喂养者，因此，婴儿在半岁内很少得传染病。6个月以后，婴儿来自母体的抗体逐渐消退，抵抗力会逐渐减弱直至消失，需要有计划地给宝宝进行预防接种，以保护宝宝健康成长。首先应该为宝宝接种国家计划免疫的所有疫苗，也就是五苗：卡介苗、脊髓灰质炎疫苗、百白破疫苗、麻疹疫苗和乙肝疫苗。目前国内部分地区已将麻风腮三联疫苗、乙脑疫苗、流脑疫苗等列入免疫规划中，妈妈们可根据自身的经济条件为宝宝选择接种。

宝宝日常生活记录表

这张表格不但可以详细记录宝宝的身体状况，还可以成为宝宝长大之后的留念，妈妈一定要仔细地帮宝宝记录哦！

日期		星期		气温		室温		湿度		体温
哺乳情况		时间	数量	有无溢乳	备注		时间	数量	有无溢乳	备注
	1					2				
	3					4				
	5					6				
	7					8				
	9					10				
喂水情况		时间	数量	原因	备注		时间	数量	原因	备注
	1					2				
	3					4				
大便情况		时间	数量	外观	原因		时间	数量	外观	原因
	1					2				
	3					4				
	5					6				
	7					8				
小便情况		时间	数量	颜色	原因		时间	数量	颜色	原因
	1					2				
	3					4				
	5					6				
	7					8				
脐带消毒情况	次数	时间		原因		次数	时间		原因	
	1					2				
	3					4				
睡眠状况	次数	起止时间		睡眠状况		次数	起止时间		睡眠状况	
	1					2				
	3					4				
洗澡抚触情况										
服用药物情况										
皮肤异常情况										
宝宝其他情况										

妈咪的宝贝日记

各位妈咪，请根据自己的心情随便涂鸦哦！

图书在版编目（CIP）数据

萌宝养成记：新生儿实战护理法 / 时召萍等著．—济南：山东教育出版社，2015（2017 重印）
（阳光大姐金牌育儿系列 / 卓长立，姚建主编）
ISBN 978-7-5328-8835-1

Ⅰ．①萌… Ⅱ．①时… Ⅲ．①新生儿—护理
Ⅳ．① R174

中国版本图书馆 CIP 数据核字（2015）第 078594 号

阳光大姐金牌育儿系列

萌宝养成记

——新生儿实战护理法

时召萍 等著

主　　管：山东出版传媒股份有限公司
出 版 者：山东教育出版社
（济南市纬一路321号　邮编：250001）
电　　话：（0531）82092664　传真：（0531）82092625
网　　址：www.sjs.com.cn
发 行 者：山东教育出版社
印　　刷：肥城新华印刷有限公司
版　　次：2018年7月第1版第3次印刷
规　　格：710mm × 1000mm　16开
印　　张：15.75印张
字　　数：194千字
书　　号：ISBN 978-7-5328-8835-1
定　　价：48.00元

（如印装质量有问题，请与印刷厂联系调换）
电话：0538—3460929